RÉSULTATS DE L'EXAMEN

DE LA SENSIBILITÉ GASTRIQUE

ET ÉPIGASTRIQUE

DANS LES DYSPEPSIES

PAR

Le Dr Henri MILLON

DE L'UNIVERSITÉ DE PARIS
ANCIEN EXTERNE DES HOPITAUX DE PARIS

LIBRAIRIE MÉDICALE ET SCIENTIFIQUE
JULES ROUSSET
PARIS. — 36, Rue Serpente. — PARIS
(EN FACE LA FACULTÉ DE MÉDECINE)

1902

RÉSULTATS DE L'EXAMEN

DE LA SENSIBILITÉ GASTRIQUE

ET ÉPIGASTRIQUE

DANS LES DYSPEPSIES

PAR

Le Dr Henri MILLON

DE L'UNIVERSITÉ DE PARIS
ANCIEN EXTERNE DES HOPITAUX DE PARIS

LIBRAIRIE MÉDICALE ET SCIENTIFIQUE
JULES ROUSSET
PARIS. — 36, Rue Serpente. — PARIS
(EN FACE LA FACULTÉ DE MÉDECINE)
1902

AVANT-PROPOS

Nous nous proposons d'étudier les troubles patholo-
giques de la sensibilité gastrique.

L'importance de ces troubles douloureux est évidente,
ce sont presque les seuls symptômes dont s'inquiètent
les malades, et le médecin ne saurait s'en désinté-
resser.

Nous espérons montrer qu'un examen des troubles de
sensibilité, bien conduit et bien interprété, peut rendre de
grands services dans le traitement des dyspepsies.

Cet examen se compose de trois parties :

1° L'interrogatoire du malade au point de vue des douleurs qu'il éprouve. Nous passerons rapidement en revue
ces souffrances spontanées ;

2° L'examen proprement dit de la sensibilité. Il com-
prend :

L'examen de la sensibilité cutanée au niveau de la
région gastrique ;

L'examen de la sensibilité de l'estomac à la pression
profonde ;

L'examen de la sensibilité à la pression du point épigastrique.

Nous insisterons particulièrement sur les résultats que peut donner la mensuration de la sensibilité épigastrique à l'aide de l'esthésiomètre. Le séjour que nous avons fait dans le service de M. le docteur Mathieu nous a convaincu de l'utilité de cette exploration.

Nous montrerons comment les causes provocatrices de douleurs gastriques spontanées augmentent en même temps la sensibilité épigastrique et l'importance de la mensuration du point épigastrique pour le pronostic et le traitement.

Il nous a paru intéressant de noter l'influence des anesthésiques gastriques sur la sensibilité épigastrique. Cette étude constitue notre troisième partie.

DES DOULEURS GASTRIQUES SPONTANÉES

a) TROUBLES DE LA SENSATION DE FAIM

« La faim, dit M. Mathieu (1), est une sensation complexe d'origine organique rapportée à l'estomac. Elle traduit à la conscience le besoin des tissus qui réclament des matériaux pour vivre, mais il s'y ajoute un élément gastrique. »

Si nous interrogeons en effet un individu sain ou si nous nous observons nous-même avec soin, nous constatons facilement que la sensation de faim, de même du reste que la sensation du bien-être qui suit le repas, n'est pas localisée à la région gastrique. On peut définir la faim le besoin et le désir des aliments. Ce besoin qui dans l'ordinaire de la vie revient à des heures régulières, réglées par l'habitude, devient plus fréquent et plus impérieux si la dépense de force augmente dans des proportions notables, ce qui indique d'une façon fort

(1) A. Mathieu. *Traité des maladies de l'estomac et de l'intestin.* Ch. V. Paris, 1901.

nette qu'il a son origine dans l'état de la nutrition générale et non dans l'estomac.

La conscience du besoin engendre aussitôt le désir
d'y subvenir. De là naît le désir de l'aliment ou appétit
et par l'appétit l'estomac entre en scène. Les recherches
du physiologiste russe Pawlow, nous ont en effet montré
que la vue et le désir des aliments provoquent une sécrétion
très riche en ferments digestifs qu'il nomme suc d'appétit, et normalement c'est par cette sécrétion que débute
le travail digestif.

Normalement la sensation de faim est une sensation
agréable. Brillat-Savarin, qui a si bien étudié les sensations digestives de l'homme sain, a décrit avec esprit
les trois étapes par lesquelles passe l'individu qui a faim.
C'est d'abord une sensation de bien-être général. L'estomac se prépare à digérer les aliments. La salive sécrétée plus abondamment dispose la langue à mieux goûter
la saveur des mets; les pensées sont joyeuses. Mais si le
besoin tarde à se satisfaire, une certaine tristesse, une
sensation de malaise général remplace cette sensation de
bien-être. Il est bientôt impossible de parler d'autre chose
que du repas prochain. Tarde-t-il longtemps, l'appétit
disparait, et les aliments pris sans plaisir, sont digérés
avec peine. Brillat-Savarin avait parfaitement remarqué que l'ingestion d'une tasse de bouillon peut faire
revenir l'appétit disparu, et prépare une digestion facile.
Le gastronome dans ce cas devançait le physiologiste.

En résumé, besoin de l'ensemble de l'organisme, conscience de ce besoin engendrant le désir de l'aliment, secrétion du suc d'appétit: voilà les trois termes qui constituent cet ensemble complexe qu'on appelle la faim. Celle-ci n'est donc pas à proprement parler une sensation gastrique.

Les troubles de la nutrition générale, l'état pyschique la modifient autant sinon plus que les maladies gastriques.

Mais la part de l'estomac reste importante. L'ingestion d'une solution de cocaïne calme la faim en anesthésiant l'estomac. On aurait observé la disparition de l'appétit chez des animaux qui avaient subi l'ablation de l'estomac. La faim comporte donc un élément gastrique.

L'exagération de la faim liée à l'augmentation des besoins de l'organisme ne constitue pas à proprement parler une anomalie et nous n'en parlerions pas si l'on ne confondait sous le nom commun de boulimie l'exagération vraie de la faim et ses perversions. Il serait très avantageux de distinguer ces deux états.

Le convalescent, le diabétique, etc., mangent beaucoup et souvent. Ce sont de véritables boulimiques, au sens que Lasègue (1) attachait à ce mot. Ils ont « une exagération de la faim appelant un surcroît d'alimentation. »

A ce compte on pourrait qualifier de boulimique l'individu sain qui faisant un travail considérable mange d'une façon anormale. Ici l'augmentation du besoin d'aliments est physiologique, là, elle est pathologique. Mais dans les deux cas l'augmentation des dépenses de l'organisme nécessite l'augmentation de ses recettes.

Toutefois, il serait inexact de dire que la faim correspond toujours aux besoins de l'organisme.

(1) LASÈGUE. — Introduction au *Traité* de Brinton.

Il est très fréquent au contraire de voir les individus amaigris, les cachectiques à plus forte raison, incapables de faire les frais d'assimilation des aliments dont ils ont cependant si grand besoin. Ils sont incapables d'avoir faim. La même chose se produit encore lorsque pour une cause quelconque le besoin d'aliments a tardé longtemps à être satisfait.

La faim pervertie, au contraire de la faim normale, est *dès le début* une sensation pénible, souvent une sensation douloureuse. Elle n'est pas une exagération du besoin d'aliments, telle qu'elle existe, lorsqu'un motif quelconque nous force à retarder l'heure du repas. Si l'on excepte la faim douloureuse des hyperchlorhydriques on peut poser en règle que ce désir intense de l'aliment ne correspond pas à une augmentation de l'appétit. Celui-ci est au contraire presque toujours diminué, et quelques bouchées d'aliments suffisent à produire la satiété.

La faim douloureuse est fréquente chez les hyperchlorhydriques.

Elle s'accompagne chez eux de douleurs gastriques plus ou moins violentes ressemblant souvent à des crampes. Elle se fait sentir d'ordinaire un peu avant l'heure du repas et semble correspondre à une exagération de la secrétion. Parfois elle survient vers quatre heures au moment où apparaissent d'ordinaire les douleurs franches d'hyperchlorhydriques. Elle cède aussi bien aux alcalins, qu'à l'ingestion d'une petite quantité d'aliments.

Cette perversion de la faim se rencontre aussi chez des nerveux. Il en est de même de la faim nauséeuse.

On voit souvent des névropathes chez lesquels la faim provoque un malaise intense ; la face est pâle, les traits tirés. Ils sont incapables du moindre effort et se laissent tomber sur une chaise, implorant quelque aliment. Certains vont jusqu'au vertige.

« D'autres éprouvent, à l'idée qu'ils ne pourraient manger dès que le désir leur en vient, une sensation d'angoisse plus ou moins marquée, quelquefois extrêmement vive, analogue à celle qu'éprouve un agoraphobique à l'idée de traverser une grande place... Très souvent chez ces malades il n'y a pas augmentation de l'appétit réel. Ils ne mangent pas plus que d'autres, ce qui montre bien que leur faim n'est pas réellement exagérée, et que cette angoisse dérive d'un élément psychique. »

La suppression de la sensation de faim ou anorexie peut revêtir deux modalités différentes. Ou bien le désir des aliments seul fait défaut ou bien il s'accompagne d'un sentiment de dégoût. Cette anorexie avec dégoût électif est connue dans le cancer, elle peut exister chez des névropathes particulièrement les hystériques, mais, chez eux, le dégoût n'est pas aussi nettement limité à la viande et aux graisses. Je dois signaler une forme intéressante de l'anorexie des cancéreux. Un certain nombre d'entre eux conservent encore le goût de la viande et la sucent avec plaisir, mais ont une répulsion insurmontable quand il s'agit de l'avaler.

Le fait est fréquent encore que l'explication n'en soit pas aisée.

L'anorexie des hystériques a été longuement décrite par Lasègue (1).

Elle mérite une étude particulière. Le plus souvent à la suite de contrariétés, de chagrins, d'une colère, quelquefois sans cause appréciable, l'hystérique éprouve, quand elle prend quelque aliment, une douleur ou le plus souvent une simple gêne Une relation s'établit dans son esprit entre la gêne qu'elle éprouve et l'alimentation. Elle réduit progressivement sa nourriture et se soumet à une inanition volontaire.

La douleur qu'éprouve la malade et dont elle évite ainsi le retour est souvent insignifiante. C'est plutôt une gêne, une sensation incommode et mal précisée mais il s'y joint, dit Lasègue, une inquiétude toute spéciale. La nature des aliments est sans influence sur elle. Cette disproportion entre la douleur éprouvée et les moyens qu'emploie la malade pour l'éviter est une des caractéristiques de l'anorexie hystérique. Cette suppression des aliments est pour elle une sorte de traitement et le bien-être passager qu'elle en retire n'est probablement pas étranger à son obstination.

« Le jeûne d'ailleurs n'est pas absolu et n'a rien de commun avec le refus d'aliments des mélancoliques. L'anorexie ne s'est pas transformée en un dégoût des aliments analogue à celui qu'éprouvent quelques phtisiques et beaucoup de cancéreux. La malade assiste

(1) *Archives générales de médecine,* 1873.

volontiers aux repas de la famille à la condition qu'on la laisse libre de se nourrir à son gré.

« La malade a perdu la sensation de l'appétit et il lui faudrait, pour qu'elle consente à s'alimenter, vaincre la crainte de la douleur sans y être sollicitée, ou même encouragée par l'appétition de la nourriture; en s'obstinant elle satisfait au contraire deux inclinations à la fois. »

Il en est ainsi le plus souvent, mais parfois les malades conservent l'appétit. Ils mangeraient, disent-ils, avec plaisir, les mets leur font envie, mais ils s'en abstiennent par crainte de la douleur. Nous avons observé une malade dont les déclarations à cet égard étaient très nettes. Mais si l'anorexie peut manquer au début de la maladie, elle ne tarde guère à survenir quand l'inanition fait des progrès. Le même fait avait été noté par Mabille dans l'anorexie des aliénés. Il est intéressant à retenir, car il montre bien l'importance capitale de l'élément psychique qui différencie à lui seul l'anorexie hystérique.

Lasègue a merveilleusement décrit l'état mental de l'hystérique. « Ce qui domine, dit-il, c'est avant tout une quiétude, je dirais presque un contentement vraiment pathologique. Non seulement elle ne soupire pas après la guérison, mais elle se complait dans sa condition malgré toutes les contrariétés qu'elle lui suscite. Qu'on mette en regard toutes les autres anorexies et on verra combien elles diffèrent. Même au plus fort de ses répugnances le cancéreux espère et sollicite un aliment qui éveille l'appétit. Ici rien de pareil, un optimisme inexpugnable contre lequel viennent se briser les supplications et les menaces.»

Cet état mental rend compte de la durée de l'état morbide, il explique la résistance au traitement, du moins tant que l'hystérique n'est pas soustraite au milieu familial. Dans une thèse récente, M. Gimbal tend à expliquer l'anorexie, du moins chez les aliénés, par une anesthésie de la muqueuse gastrique. « De même, dit-il, qu'il y a des anesthésies fréquentes de la muqueuse buccale, pharyngée, de même peut-il y avoir anesthésie de la muqueuse gastrique partant abolition de la faim. »

Cette assimilation de la muqueuse gastrique, normalement insensible au contact, avec la muqueuse buccale dont la structure est si différente, paraît singulière. Il semble plutôt au contraire qu'il existe de l'hyperesthésie gastrique. Les anorexiques déclarent très souvent éprouver une sensation de plénitude stomacale et c'est pour cela, disent-ils, qu'ils ne mangent pas.

On peut même constater chez eux une hyperesthésie de l'estomac à la pression profonde, hyperesthésie fréquente chez l'hystérique comme nous le verrons plus loin. La sensibilité cutanée au niveau du creux épigastrique est assez souvent augmentée comme nous le verrons dans le chapitre suivant. L'anesthésie peut exister dans l'anorexie hystérique, il ne nous semble pas qu'elle en soit la cause.

L'absence du sentiment de satiété ou acorie se rencontre assez rarement et toujours chez des névropathes dégénérés. C'est un trouble psychique bien plus qu'un symptôme gastrique.

Nous n'avons pas l'intention d'étudier dans leurs détails les douleurs gastriques spontanées.

Les auteurs classiques les ont longuement décrites avec leurs intensités diverses, leurs variations, leur apparition plus ou moins voisine du repas. L'élément douleur tient en effet une grande place dans les préoccupations des dyspeptiques et ils décrivent souvent leurs sensations avec une grande richesse de détails.

L'imagination du malade et sa culture intellectuelle mettent évidemment leur couleur sur ces récits. Mais si l'on compare entre eux les interrogatoires, on constate que, malgré les différences d'intelligence et d'état social, les comparaisons dont se se servent les malades qui souffrent beaucoup sont remarquablement uniformes. La précision de leurs récits répond à la netteté des sensations.

Les autres malades, au contraire, n'éprouvant que du malaise, des sensations incommodes et peu de douleurs vraies les exposent d'une façon moins nette. Parmi ceux-ci il en est qui décrivent avec une prolixité désespérante les sensations les plus diverses. La douleur irradie dans tout le corps suivant les trajets les plus variés. A les entendre elle est terrible. Pincez-leur la peau de l'épigastre et cette légère douleur effacera pour un temps de leur esprit les souffrances dont ils vous faisaient la longue description. Ces malades sont bien plus névropathes que gastriques.

Lasègue avait parfaitement distingué entre ces deux sortes de malades : « Toute douleur intense de l'estomac à siège précis, écrit-il (Introduction au *Traité* de Brinton), exclut habituellement un retentissement douloureux et *réserve à elle seule la souffrance*. L'expérience clinique nous apprend que les malades graves de l'estomac excluent presque toujours, sinon toujours, ces douleurs sympathiques, céphalalgies, vertiges, pesanteur de tête, sensations congestives de la face, troubles de la vue, tendance à la défaillance de cause cérébrale. Constater l'existence de foyers douloureux multiples distants de leur point d'origine, c'est presque éliminer la forme à pronostic inquiétant. »

Cela ne signifie nullement que les douleurs de l'ulcère ou du cancer ne puissent irradier à distance, ni même présenter parfois, plus rarement qu'on ne l'a dit, un foyer maximum éloigné de l'épigastre. Mais ce sont des douleurs précises, nettes, à trajet constant, qui n'ont rien de commun avec les souffrances vagues et imprécises de certains grands névropathes. On peut dire en supposant naturellement au malade une intelligence suffisante que les douleurs vraies sont décrites nettement et à l'aide d'un petit nombre de comparaisons. Ce sont des crampes, des brûlures, une sensation de torsion, de serrement, de constriction, le malade sait l'heure de leur apparition et leur durée.

Il sait aussi les causes qui les provoquent et cherche à les éviter. « Le caractère essentiel de la douleur, écrit M. Richet (1), est de laisser une trace profonde dans la mémoire. Elle consiste essentiellement en un souvenir très durable et qui est de telle nature que nous cherchons à éviter le retour d'une sensation semblable... Ce n'est pas seulement une action de répulsion qu'elle provoque, mais c'est par le souvenir de la sensation ancienne, l'injonction précise et impérieuse de nous soustraire au traumatisme. »

Plus fréquentes encore que ces douleurs vraies, sont les sensations incommodes. Elles consistent en pesanteurs, sensation de tension, de ballonnement, etc...

Ces sensations s'accompagnent souvent de phénomènes à distance tels que rougeurs de la face, somnolence, inaptitude au travail, etc.

Pour ces sensations pénibles comme pour les véritables douleurs, les gastropathes sont généralement précis. L'influence des aliments et surtout de certains aliments ne leur échappe pas. Cette relation des douleurs avec l'alimentation est une règle générale dans les maladies gastriques. Le malade qui, en dehors d'une crise aiguë, souffre toute la journée n'est pas seulement un gastrique.

Lorsque l'interrogatoire du malade nous a mis au courant des douleurs qu'il ressent, le diagnostic n'est pas

(1) Richet. — *Dictionnaire de physiologie*, article « Défense de l'organisme ».

très avancé. En effet, pour la douleur comme pour toutes les sensations le coefficient personnel est énorme. A une même excitation périphérique, certains systèmes nerveux répondent par une réaction douloureuse intense; d'autres la perçoivent à peine. C'est ce qui rend utile et presque nécessaire l'examen de la sensibilité gastrique.

EXAMEN DE LA SENSIBILITÉ CUTANÉE

La région épigastrique présente parfois des troubles assez intéressants de la sensibilité superficielle.

L'examen qu'on pratique d'ordinaire est celui de la sensibilité à la piqûre.

Les troubles de la sensibilité n'affectent pas une topographie constante. Le plus souvent ils sont localisés au creux épigastrique et plus ou moins exactement superposés au point épigastrique. Mais ils peuvent se limiter à la face antérieure de l'estomac, empiéter sur le thorax, plus rarement sur l'abdomen et se prolonger parfois en arrière jusqu'au rachis. Leurs limites paraissent moins régulières qu'elles ne le sont dans les anesthésies des membres.

L'hyperesthésie et l'anesthésie nous paraissent avoir absolument la même valeur et se rencontrer d'une façon à peu près indifférente.

Divers auteurs ont prétendu le contraire. On rencontrerait, disent-ils, l'anesthésie chez les hystériques anorexiques, l'hyperesthésie chez les hystériques qui vomissent.

Dans sa thèse, le docteur Ruillier discute. cette opinion. « Si ce fait, dit-il, ne nous a pas paru exact dans les cas où il y a simplement des troubles de la sensibilité cutanée superposés au point épigastrique, il n'en est pas de même dans les cas où l'anesthésie s'étendait à toute la région gastrique. » Même avec cette restriction, l'opinion que soutient M. Ruiller après M. Gilles de la Tourette et M. Sollier est inexacte.

L'anesthésie et l'hyperesthésie, même étendues à une grande partie de la région gastrique, peuvent se rencontrer chez les hystériques qui vomissent.

OBSERVATION I

Mme B..., 35 ans, couturière.

Cette malade sujette à des crises hystériques avec perte de connaissance, est prise à la suite d'une colère violente, de vomissements abondants. Le jour même où ces vomissements la prirent elle eut trois crises d'hystérie. Pendant trois jours la malade vomit tous les aliments et toutes les boissons. Elle vomissait les aliments dès qu'elle les avait pris. Ces vomissements cessèrent quand on eut menacé la malade de lui faire des gavages à l'aide de la sonde œsophagienne.

Il existait une hyperesthésie cutanée assez étendue à la région épigastrique.

OBSERVATION II

Mme X..., 42 ans, sans profession.

Cette malade nullipare avait été prise de vomissements au cours d'une grossesse nerveuse. Le début de cette prétendue grossesse et les troubles nerveux qui l'avaient accompagnée, remontaient à 10 mois. Au moment de l'examen la malade vomissait tous les aliments mais partiellement. Depuis un mois elle quittait à peine le lit se disant incapable du moindre effort. Elle n'avait aucun dégoût des aliments et en absorbait une quantité suffisante.

L'examen de la région gastrique ne dénotait aucune hyperesthésie profonde.

La sensibilité cutanée à la piqûre était complètement abolie sur une région de l'étendue de la main. La malade cessa de vomir dès qu'on lui eut affirmé qu'elle n'avait aucune lésion de l'estomac.

Huit jours plus tard elle partait en voyage et les vomissements ne se sont pas reproduits.

Ces deux observations ont une valeur d'autant plus grande au point de vue des troubles de la sensibilité superficielle que ce sont là des cas typiques d'hystérie gastrique. La névrose se manifeste à l'état de pureté; dans les deux cas les conditions dans lesquelles apparaissent les vomissements, leur disparition sur l'ordre du médecin ne laissent aucun doute sur le diagnostic. Il s'agit d'hystérie pure et non d'une névrose superposée à une affection stomacale.

OBSERVATION III

Mme C.... 40 ans.

Depuis 9 mois sans cause connue la malade a des vomissements. Elle vomit 10 minutes après son repas une partie des aliments ingérés. Après le vomissement elle a une crise nerveuse.

La malade n'a pas sensiblement maigri.

Examen. — Hypoesthésie cutanée de toute la moitié gauche du corps.

Anesthésie presque complète au niveau du creux épigastrique.
S. E. 5.000 (nettement hystérogène).

OBSÉRVATION IV

Mme L.,., 38 ans.

La malade a eu des crises de nerfs.

Depuis un an elle vomit presque tous les jours pendant le repas et recommence aussitôt à manger. Depuis qu'elle vomit les crises hystériques ont disparu.

Examen, — La malade souffre à une pression légère au niveau du point épigastrique, mais peut supporter une très forte pression.

Pas de stase.

Hypoesthésie cutanée au niveau du creux épigastrique.

Dix jours après les vomissements ont complètement cessé. La sensibilité cutanée au niveau du creux épigastrique est redevenue normale.

Ainsi donc l'hypoesthésie cutanée, même étendue, (obs. III) existe dans les vomissements hystériques.

L'hyperesthésie m'a paru un peu plus fréquente ; mais que la sensibilité cutanée varie en plus ou en moins cela importe peu, ces deux modifications ont la même valeur au point de vue du diagnostic.

Dans l'observation IV, le trouble de la sensibilité cutanée n'a pas survécu aux vomissements. C'est le seul cas dans lequel nous avons noté cette disparition.

Les anorexiques hystériques présentent également des modifications de la sensibilité cutanée. Le plus souvent ils ont de l'hypoesthésie, plus rarement de l'hyperesthésie.

En voici deux observations. Une hyperesthésie peu étendue est notée dans la première. Toutes deux sont intéressantes, car elles permettent de constater une opposition très nette entre la sensibilité superficielle et profonde au niveau de l'estomac.

OBSERVATION V

Mme W..., 43 ans.

La malade est nerveuse, a des crises de larmes. Pas de crises nettes. Migraines et malaises depuis 15 ans.

Il y a 6 mois son mari tomba malade. A la suite des ennuis et des fatigues qu'elle eut à cette époque la malade eut de l'aérophagie. Elle avait des renvois qui ne cessaient que pendant le sommeil.

Petit à petit elle a réduit son alimentation et ne prend plus actuellement que 3 verres de képhir par jour. Le malade est très amaigrie. Poids 65 kilogs.

Examen. — Pas de S. E.

Hyperesthésie cutanée au niveau du creux épigastrique ayant à peu près l'étendue d'une pièce de 2 francs.

OBSERVATION VI

Mme F.... 29 ans, employée de bureau.

Hystéro-neurasthénie. Fatigue au réveil, céphalée en casque, rachialgie, etc., crises de larmes, vertiges, tremblements Sensation brusque d'étouffement.

Depuis quelques mois troubles dyspeptiques, pesanteur, ballonnement, somnolence, qui lui font diminuer son alimentation. Elle ne prend que trois quarts de litre de lait, une noix de côtelette et un œuf. Elle mange avec répugnance.

Amaigrissement marqué.

Examen :

Douleur de la face antérieure.

Plaque d'anesthésie cutanée sur une étendue de 10 centimètres avec le point épigastrique comme centre.

Les troubles de sensibilité cutanée sont attribuables à
l'hystérie. Le plus souvent les malades ont des crises
hystériques, le point épigastrique est hystérogène. Elles
ont une sensibilité spéciale à la pression profonde de la
région gastrique, le diagnostic hystérie s'impose.

Mais de ce que les troubles gastriques s'observent chez
une malade nettement hystérique, il ne faut pas conclure
qu'ils sont sous la dépendance de l'hystérie. Celle-ci
peut avoir des manifestations gastriques, produire des
vomissements par exemple, comme dans les observations
que nous citons tout à l'heure. Il s'agit bien dans ces cas
d'hystérie gastrique. Mais la névrose peut aussi se
superposer à une affection organique. La maladie organique se déforme pour ainsi dire. A ses symptômes pro-
pres, elle surajoute des troubles nerveux. L'affection
gastrique sert d'agent provocateur, elle sert de point
d'appel, et, pour ainsi dire, localise la névrose. L'observation suivante en est un exemple très net.

OBSERVATION VII

M. L..., employé de commerce, 40 ans.

A. H. : Père, crises H.

A. P. : crises H. nettes. syphilis à 19 ans. *Ethylisme* (5 ou 6

apéritifs). Crampes, cauchemars, pituites. Depuis deux an-
à la suite de douleurs gastriques, ne boit qu'un *peu de vin
blanc*. Les pituites ont disparu, les crampes et les cauchemars
persistent.

Souffre de l'estomac depuis l'enfance, mais les douleurs sont
surtout vives depuis 15 ans (Paludisme), a pris beaucoup de
sulfate de quinine à cette époque.

Autrefois les douleurs d'estomac consistaient en crampes
survenant vers 3 ou 4 heures. Il y a trois ans le malade a
commencé à avoir au début du repas, et quelquefois dès la
première bouchée, des vertiges qui étaient parfois assez forts
pour entraîner la perte de connaissance. Cet évanouissement
cessait lorsque le malade avait vomi.

Depuis un an les vertiges ont disparu, mais les douleurs
d'estomac sont devenues plus violentes.

Actuellement, douleur continue à la région gastrique,
exaspérée lorsqu'il se couche sur le côté gauche. Appétit
conservé. Aussitôt après les repas, sensation de ballonnement
qui l'oblige à se desserrer. Vers 4 ou 5 heures, vomissements
partiels (un tiers environ des aliments pris est rendu en 10 ou
12 régurgitations). Ce vomissement survient tantôt après des
douleurs vives, tantôt sans douleur. Le liquide rendu est en
général acide agaçant les dents, mais non toujours. S'il est
couché, il ne vomit pas.

Le soir vers 10 heures les vomissements reviennent, mais
plus rarement et dans les mêmes conditions.

Colite muco-membraneuse depuis deux ans avec glaires
abondantes et constipation très marquée. Il avait autrefois des
débâcles diarrhéiques, mais n'en a plus depuis un an. Il a aussi
moins de glaires.

Examen 30 janvier 1901. Poids : 66 kilog.

Pas d'amaigrissement.

Légère sensibilité à la pression de l'S iliaque.

Sensibilité *très nette* à la pression de la *grande Courbure*.

S. E., 1,500.

Pas de liquide à jeun.

Pas d'hémianesthésie.

Hypoesthésie à la piqûre au creux épigastrique.

Pas de signe de tabes.

Régime lacté absolu.

7 mars 1901 : Poids 64 kg. 800.

Le malade ne souffre plus de l'estomac spontanément. Il n'a pas eu de vomissement.

Le malade ayant pris du lait le matin :

S. E. 2600.

Après cocaïne, 3500.

Le 28 mars : Poids, 65 kilos.

S. E. 2000.

Après potion de Rivière, 3200.

Mais le pylore doit être insuffisant ; l'estomac n'est pas dilaté et les gaz passent dans l'intestin qu'ils remplissent.

9 mai. — Le malade va bien, il a vomi une seule fois.

S. E. 3500.

23 mai 1901. — Poids, 63 kilos.

Le malade va bien.

S. E. 4500.

11 juillet 1901. Poids, 64 kg. 800

Le malade va bien mais a encore eu quelques douleurs.

S. E. 3500.

Après bismuth, 3500.

Chimisme une heure après le repas d'Ewald.

A. 43, T. 146, II. 0, C. 30, F. 116.

Sous l'influence des excès éthyliques et médicamenteux, le malade fait de la gastrite, il a des douleurs de gastrite qui cèdent petit à petit au régime. Il présente de la douleur à la pression profonde de la région gastrique, signe commun aux éthyliques et aux hystériques. Il a de plus une diminution de la sensibilité cutanée à

la piqûre bien qu'il ait des vomissements. Dans ce cas
l'hystérie est superposée à des troubles gastriques d'origine organique.

Les troubles de la sensibilité cutanée qui existent dans
le tabès diffèrent dans leur distribution des hyperesthésies hystériques. Ils sont sous la dépendance de la
maladie nerveuse et cela nous dispense d'y insister.

Nous n'avons jamais rencontré les zones d'hyperesthésies cutanées nettement limitées décrites par Head, bien
que nous les ayons souvent recherchées. Guillain nous a
dit avoir examiné un certain nombre de dyspeptiques
dans le service de M. Marie sans jamais avoir trouvé ces
bandes d'hyperesthésie. Je ne crois pas qu'il faille
insister sur un symptôme aussi exceptionnel.

Il arrive assez souvent que les malades intoxiqués par
des boissons riches en essence, aient de l'hyperesthésie
cutanée très vive au niveau de l'épigastre. Cette hyperesthésie est souvent assez étendue et empiète sur la base
du thorax ; elle est due non pas à la lésion gastrique, mais
à la cause qui lui a donné naissance, l'absinthe le plus
souvent. Il peut arriver que cette hyperesthésie cutanée,
extrêmement vive, coexiste avec une insensibilité presque
complète à la pression profonde, mais on observe souvent à la fois les deux hyperesthésies profonde et superficielle.

DOULEUR DE LA FACE ANTÉRIEURE

Pour cette exploration la région abdominale tout entière et la partie inférieure du thorax doivent être complètement découvertes. Le sujet est couché sur le dos. Le malade fléchit à demi les jambes, les talons étant réunis et les laisse reposer sur le plan du lit. Cette position diminue dans une certaine mesure la résistance de la paroi abdominale.

Il est assez fréquent de rencontrer des malades chez lesquels la pression profonde exercée au niveau de la région gastrique éveille une assez vive douleur. Cette exploration est fort simple, mais il est nécessaire d'éviter un certain nombre d'erreurs.

D'abord, 1º il faut explorer *tout l'abdomen*, l'hyperesthésie totale à la pression profonde étant assez fréquente. Dans ce cas il est évidemment impossible de rien conclure.

2º L'hyperesthésie cutanée sera distinguée avec soin de l'hyperesthésie profonde. Il peut en effet y avoir opposition entre ces deux sensibilités.

3º Il faut s'assurer par une percussion attentive qu'on est bien sur l'estomac et non sur le colon transverse.

Les douleurs coliques sont en effet des plus fréquentes et elles sont assez souvent limitées à un segment d'intestin. Cependant il est rare que le colon transverse soit douloureux sans que l'S iliaque le soit aussi.

4º Enfin il faut mettre à part la douleur qu'occasionne la pression au niveau d'un ulcus, d'un néoplasme ou d'une plaque de périgastrite.

Cette douleur de la face antérieure a été depuis longtemps signalée par M. Mathieu et longuement étudiée dans la thèse d'un de ses élèves, le docteur Ruillier, qui en cite de nombreux exemples.

On trouve dans cette thèse 40 observations où la douleur de la face antérieure est signalée. Tous ces malades sont comme l'enseigne depuis longtemps M. Mathieu, des alcooliques ou des hystériques et souvent l'un et l'autre.

Chez les gastropathes hystériques il existe assez souvent une zone hystérogène au niveau de la région gastrique. Mais le fait n'est pas aussi constant que semble le croire M. Ruillier. Certains malades, en effet, nettement hystériques, porteurs de zones hystérogènes en d'autres points de l'abdomen, accusent au niveau de la région gastrique une douleur plus ou moins vive mais qui ne réveille chez eux aucune réaction nerveuse.

Chez d'autres des phénomènes nerveux plus ou moins intenses se superposent pour ainsi dire à la sensation douloureuse. Mais c'est là une réaction à la douleur spéciale à certains hystériques et non une caractéristique constante.

Chez les alcooliques, la douleur de la face antérieure est très fréquente. On ne la rencontre pas chez tous les éthyliques, ni même chez tous les éthyliques qui souffrent de l'estomac. Une statistique serait fausse et inutile. Il suffit de savoir que la constatation de cette douleur doit faire rechercher avec soin l'éthylisme.

Quelle est la cause de cette douleur ? Ce n'est pas le chimisme. Comme le supposait avec raison M. Ruillier, chez les éthyliques qui présentent cette douleur de la face antérieure le chimisme est quelconque. Il y a des hyperchlorhydriques, des chimismes sensiblement normaux (voisins de la moyenne) et des hypochlorhydriques très nets. Les examens de M. Hayem ne laissent aucun doute à cet égard.

Il semble d'ailleurs que l'hyperchorhydrie n'est pas due à l'alcool. Expérimentalement on a démontré qu'une faible quantité d'alcool augmentait l'intensité du travail digestif, mais qu'une forte dose la restreignait notablement. L'alcoolisme habituel semble donc peu propre à produire l'hyperchlorhydrie et dès lors il peut paraître étonnant de trouver chez les éthyliques un nombre assez considérable d'hyperchlorhydriques. Ces deux faits peuvent cependant se concilier facilement.

L'hyperchlorhydrie latente est fréquente. Que ce soit une gastrite latente, comme le veulent certains auteurs, ou qu'il s'agisse d'une exagération constitutionnelle ou acquise des fonctions gastriques, cela nous importe peu pour l'instant.

Ce que l'observation clinique démontre, c'est que les hyperchlorhydriques souffrent plus que d'autres des excès

éthyliques et peut-être dans ce cas l'alcool agit-il en
créant non des troubles de sécrétion, mais des troubles
de sensibilité.

Est-ce la gastrite ? Cela ne paraît pas probable. Les
lésions de la muqueuse ne diffèrent pas sensiblement,
qu'elles soient dues à l'alcool ou à une autre cause, l'abus
des médicaments par exemple, et jamais M. Mathieu n'a
rencontré la douleur de la face antérieure dans les gastrites médicamenteuses. Nous avons recherché souvent
la douleur de la face antérieure chez les tuberculeux si
souvent atteints de gastrite.Chaque fois que nous l'avons
rencontrée l'alcoolisme était évident. Les lésions de la
muqueuse paraissent peu susceptibles de provoquer par
elles-mêmes des phénomènes douloureux. Un malade en-
trait en août dernier à l'hôpital Andral. Il venait
d'absorber 15 grammes de sublimé dont il avait du
reste vomi une grande partie. Une certaine partie
fut cependant absorbée puisque le malade présenta
des troubles vagues (albuminurie intense et anurie complète des jours suivants).

Il avait sur le pilier droit du pharynx une eschare très
nette. L'intolérance gastrique fut absolue le premier
jour et les vomissements furent assez fréquents les jours
suivants. Tout donne à penser que sa muqueuse gastrique
était profondément lésée. On ne constatait aucune douleur à la pression dans la région gastrique.

Il est vraisemblable que l'alcool agit directement en
lésant les muqueuses, et indirectement en intoxiquant le
système nerveux. On sait la fréquence des hyperesthésies
superficielles et profondes chez les alcooliques.

Nous avons vu que la douleur de la face antérieure peut exister chez des malades simplement hystériques, preuve évidente que l'hyperesthésie nerveuse peut à elle seule causer cette douleur. Enfin, des alcooliques chez lesquels la douleur de la face antérieure est notée sont presque tous des nerveux, que cette névropathie ait été créée ou développée par l'alcool. Dans les 45 cas où M. Ruillier ne trouve aucun autre facteur que l'alcool, on trouve 13 névropathes dont 3 hystériques et 15 autres observations ne donnent aucun renseignement au point de vue nerveux.

Les alcooliques que j'ai examinés et qui présentaient ces douleurs de la face antérieure étaient tous des nerveux sauf un seul qui présentait un point épigastrique extrêmement douloureux (100 gr.). Dans ce cas il est de règle que la douleur épigastrique irradie.

EXAMEN DE LA SENSIBILITÉ PROFONDE
POINT DOULOUREUX ÉPIGASTRIQUE

L'existence d'un point douloureux épigastrique est un
symptôme extrêmement commun dans la dyspepsie.
Cruveilhier (1) l'a signalé le premier et l'a nommé point
épigastrique.

Considéré d'abord comme propre à l'ulcère, ce symptôme n'a pas tardé à être noté dans toutes les variétés
de la dyspepsie. Il est en effet extrêmement commun. On
sait aujourd'hui qu'il correspond au plexus cœliaque hy-
peresthésié. Les recherches de M. J. Ch. Roux ont tran-
ché cette question d'une façon définitive. Sur six individus chez lesquels le point épigastrique avait été
exactement noté pendant la vie, il a pu constater à l'autopsie qu'une vrille enfoncée à ce niveau rencontrait toujours le tronc cœliaque près de son origine.

Cette localisation anatomique exacte rend bien compte
de l'invariabilité presque absolue du point épigastrique
chez les divers malades.

(1) Pour l'historique de cette question, je renvoie au travail publié
par M. J. Ch. Roux, dans la *Revue de Médecine* (nº du 10 novembre
1899).

Comme l'artère, il est légèrement dévié à droite. « Si l'on fait passer, dit M. Mathieu (1), une ligne horizontale par le massif cartilagineux qui correspond à la neuvième côte des deux côtés, cette ligne rencontre à angle droit la ligne médiane verticale correspondant à la ligne blanche. Ainsi se trouvent dessinés deux triangles adossés dont l'hypothénuse est représentée en dehors par le rebord des fausses côtes, le sommet par l'appendice xiphoïde.

« Le point douloureux à la palpation se trouve le plus souvent au niveau de l'angle droit du triangle épigastrique droit. »

On peut se contenter de prendre le milieu de la ligne xipho-ombilicale. Le maximum de la douleur est un peu à droite de ce point.

Il suffit d'une observation très superficielle pour constater que la douleur à la pression du point épigastrique varie d'un malade à l'autre et chez un même malade augmente ou diminue suivant qu'il a mangé ou qu'il est à jeun, suivant qu'il existe ou non des douleurs spontanées.

M. J. Ch. Roux a rendu pratique ce moyen d'exploration. Il a fait construire un appareil qui permet de se rendre exactement compte de la pression exercée. Cette pression est mesurée par l'extension que subit un ressort à boudin.

L'appareil est des plus simples. Il est construit sur le modèle du sphygmomètre de Verdin. Un cylindre métallique, à l'intérieur duquel se trouve un ressort à boudin,

____

(1) Mathieu. — *Traité de Médecine*, 2ᵉ édition.

glisse dans un tube métallique. La pression se transmet
au ressort par l'intermédiaire d'une tige d'acier et déter-
mine l'allongement progressif du ressort. A mesure que
le ressort s'allonge, le cylindre intérieur sort de son en-
veloppe. Il suffit de lire la graduation inscrite sur le cylindre intérieur pour se rendre compte de la pression
exercée.

Les premiers modèles étaient incommodes à cause de
leur dimension. La tige métallique se démontait et for-
mait une pièce à part, assez encombrante. Nous avons
réussi, M. Roux et moi, à faire réduire le volume de l'instrument, tout en permettant une lecture facile. Le principe
de l'appareil reste exactement le même. On s'est contenté
d'augmenter un peu la force de résistance du ressort de
façon à réduire ses dimensions. De plus, la tige métallique, grâce à un dispositif ingénieux dû au constructeur
M. Korsten, rentre dans le cylindre intérieur au moyen de
quelques tours de vis lorsqu'on a fini de se servir de
l'instrument. Il est ainsi rendu très portatif.

Au point de vue même de l'exploration, la réduction de
la course du cylindre offre un avantage. Elle permet de
varier notablement la pression sans que le malade puisse
facilement s'en rendre compte et cela met à l'abri d'une
cause d'erreur.

L'emploi de l'esthésiomètre est des plus simples. Le
malade est couché sur le dos, le ventre dans un état de
relâchement aussi complet que possible. On place alors
le bouton qui termine la tige métallique au niveau du
point épigastrique, et on appuie progressivement jusqu'à
ce que la douleur apparaisse.

« La première chose que l'on constate, dit M. Roux, c'est la netteté et la précision des indications données par l'esthésiomètre gastrique. On pourrait croire que la pression étant progressive, la douleur apparaît d'une façon insensible sans que le malade puisse indiquer le moment précis où elle commence. En réalité cela n'est pas ; si l'on appuie progressivement, le malade ne dit rien d'abord, puis tout d'un coup, à une pression donnée, il vous arrête sentant une douleur. » « Enlevez l'appareil et recommencez l'expérience, vous arriverez au même résultat. Il n'y a donc aucun doute à avoir : *La sensibilité du point épigastrique à un moment donné correspond à une pression fixe toujours la même*. Il va sans dire que d'une malade à l'autre cette sensibilité varie considérablement. »

Nous avons vérifié ce fait sur plusieurs centaines de malades et toujours nous en avons vérifié l'exactitude, — Une seule restriction est nécessaire, encore est-elle plus apparente que réelle : *Il faut que les conditions d'examen restent les mêmes.*

Je m'explique. Chez certains malades l'estomac est très facilement excitable.

Les explorations répétées peuvent faire apparaître soit des douleurs spontanées, soit des contractions gastriques violentes, insuffisantes à produire la douleur spontanée, mais suffisantes cependant pour augmenter fortement la sensibilité épigastrique. Ces cas sont rares. Nous n'en avons certainement pas rencontré plus de cinq ou six. Mais il est nécessaire d'être prévenu de leur existence. Les variations de la sensibilité ne sont pas dues au manque de précision de l'instrument ni à un défaut de technique. Ce sont les conditions mêmes de l'exploration qui ont changé. L'observation suivante le montre nettement.

OBSERVATION X.

M. L..., employé de chemin de fer, 44 ans, 14 février 1901.

A. H. Nuls au point de vue gastrique.

A. P. Ethylisme avant le début des douleurs, a cessé depuis cette époque (1 litre de vin, environ 10 petits verres de cognac).

Dysenterie pendant son service militaire en Algérie.

Souffre de l'estomac depuis 12 ans.

Beaucoup plus depuis 18 mois.

Avant le repas faim douloureuse.

Après le repas grand bien-être.

Vers 3 ou 4 heures douleurs violentes en forme de crampes. Renvois gazeux qui sont d'autant plus abondants qu'il souffre davantage. Quand les douleurs sont trop fortes il se fait vomir et rend un liquide alimentaire acide.

Il calmait ainsi les douleurs.

Jamais d'hématémèse.

Constipé il y a quelques mois, ne l'est pas en ce moment.

N'a pas maigri.

Examen : Asymétrie dans la région épigastrique, l'estomac soulevant la moitié gauche et disparaissant sous les fausses côtes. Mouvements péristaltiques très nets de l'estomac. La limite inférieure de l'estomac reste à 2 travers de doigt au-dessus de l'ombilic.

Tympanisme gastrique manque.

S. E. nulle dans l'intervalle des contractures.

25 février 1901. P. : 62 kil.

Le malade a souffert toute la nuit.

Les contractions péristaltiques sont très nettes. Pendant la contraction le malade éprouve une douleur très semblable à une crampe. La douleur ne commence qu'après le début de la contraction absolument comme pour les contractions utérines.

S. E. 2500.

Traitement : Régime lacté absolu. Bismuth, 15 grammes le soir.

28 février 1901. P. : 60 k. 400.

Le malade a beaucoup moins souffert depuis la cure de bismuth.

S. E. : 2900.

5 minutes après l'ingestion de *cocaïne* le malade ne souffre plus qu'à 4100.

14 mars 1901. P. : 60 k. 500.

Le malade a pris 6 litres de lait.

Stase le matin à jeun.

14 avril 1901. P. : 61 k. 500.

Le malade présente des mouvements péristaltiques doulou-reux. *Quand on examine la S. E. pendant les mouvements péristaltiques, on trouve une sensibilité variant de 3000 à 3800. Dans l'intervalle des contractions il n'y a pas S. E.*

Après la potion de Rivière les contractions deviennent beau-coup plus visibles mais ne sont pas douloureuses. La S. E. pendant les contractions est moins forte qu'avant d'avoir pris la potion.

Traitement : prendre du bicarbonate de soude au moment des douleurs.

1er mai 1901.

Les douleurs ont été régulièrement calmées par le bicarbo-nate de soude. Le malade ne pouvant continuer à se soigner dehors est admis à l'hôpital.

S. E. : 4000.

Pendant son séjour à l'hôpital le malade est mis aux gavages quotidiens précédés d'une évacuation de la stase gastrique sans lavage. Il cesse rapidement de souffrir et sort très amélioré.

Il n'a pas été revu depuis.

Chimisme.(Le malade n'a pas subi de lavage préalable et il y avait un peu de liquide de stase.)

A. 189
T. 354
H. 55
C. 128
F. 171
V. 391 cc.

En dehors de ces cas, et je le répète, ils sont rares, la douleur apparaît à une pression toujours la même. Elle n'est pas toujours précise à 100 grammes près, bien que cela se voie fréquemment. Mais elle oscille autour d'un chiffre moyen avec des écarts de 100 ou 200 grammes en plus ou en moins. Cela ne suffit pas à troubler les indications de l'instrument.

On peut encore objecter que la résistance de la paroi musculaire peut troubler les indications de l'instrument.

Il n'est pas toujours possible d'obtenir un relâchement complet. « Mais, dit M. Roux, cette résistance de la paroi est constante chez un même malade et modifie les résultats toujours dans le même sens, de sorte que l'on a parfaitement le droit de demander à cet appareil clinique, non pas peut-être une exactitude absolue mais des renseignements suffisants pour comparer un malade à lui-même, d'un moment à l'autre de son traitement. »

Cela est parfaitement vrai si l'on veut bien considérer qu'il s'agit ici de la résistance de la paroi et non d'une contraction de défense, et celle-ci est si évidente qu'il suffit de le vouloir pour éviter l'erreur. Le plus souvent cette contraction de la paroi qui rendrait tout examen impossible est due à la crainte du malade, il est facile alors de la calmer. On lui fait fléchir à demi les jambes, les talons étant rapprochés, les genoux écartés reposant sur le plan du lit. Cette position favorise beaucoup le relâchement de la paroi.

Il se peut aussi que la contraction de la paroi soit due à la sensibilité vive des organes profonds. Elle est alors absolument analogue à la défense musculaire dans l'appendicite. Nous n'en avons rencontré qu'un seul exemple. Dans ce cas la contraction cessa dès que les douleurs spontanées eurent diminué d'intensité et l'exploration devint possible.

Observation XI

M. P..., employé de bureau, 40 ans, 22 avril 1901.

Pas de nervosisme.

Pas de maladie antérieure.

Quelques excès éthyliques anciens (absinthe et vin blanc pendant trois ans seulement.

Pas de pituites, de cauchemars, ni de crampes.

Souffre de l'estomac depuis cinq ans. Au début, il n'avait que des sensations vagues de pesanteur, et cela d'une façon intermittente.

Depuis deux ans, les troubles gastriques sont beaucoup plus accentués . Le malade ne souffre pas à jeun. Après le repas, il a de la pesanteur et des éructations. Chaque jour il a un ou deux vomissements précédés de très fortes douleurs pendant lesquelles il ne peut même toucher le creux épigastrique. Ces vomissements sont abondants, parfois même très abondants (une cuvette). Il y a quelquefois remarqué des aliments pris deux jours auparavant.

Jamais d'hématémèse ni de mélœna. Le malade ne peut plus prendre aucun aliment solide car il les vomit deux heures après.

Anorexie complète, plus marquée pour la viande.

Amaigrissement de 20 kilog. depuis deux ans. Constipation.

Examen. P. 59 kil. 500.

La contraction des muscles abdominaux s'oppose à l'examen. On ne peut déprimer la paroi pour mesurer la sensibilité épigastrique. La recherche du clapotage est impossible.

Par la sonde, on retire 30 centil. de liquide de stase.

Traitement : Vider l'estomac. Gavages. Lait.

29 avril 1901. P.: 58 kilog.

Le malade a vomi plusieurs fois dans la journée d'hier et avec de fortes douleurs.

La contraction de la paroi empêche l'examen.

Traitement : Lait. Bicarbonate de soude.

6 mai 1901. P.: 59 kilog.

On met le malade au bismuth.

13 mai 1901. P.: 59 kil. 600.

Le malade n'a plus de vomissements, mais il est obligé de prendre du lait pour ne pas souffrir. S'il espace les prises, il souffre.

10 juin 1901. P.: 60 kilog.

Le *malade va mieux.* Après la cure de bismuth il a eu deux jours sans aucune douleur.

Le *ventre est souple maintenant et permet l'exploration.*

S. E. à jeun : 4000.

Après bismuth et décubitus dorsal et latéral droit : 5000.

Régime lacté. Belladone.

24 juin 1901. P.: 61 kilog.

Le malade a eu une régurgitation peu abondante il y a quelques jours.

Le ventre continue à être souple.

S. E.: 4700.

Refaire la cure de bismuth.

1er juillet 1901. P.: 67 kil. 700.

Le malade va mieux et ne souffre plus qu'à 5000.

Potages au lait. Suspendre belladone et bismuth.

11 juillet 1901. P.: 59 kilog.

Le malade a eu une crise de douleurs. Elle est survenue après quatre jours de potages au lait. Les douleurs ont été extrêmement vives avec vomissements. Dès le premier jour où le malade a pris des potages, il a ressenti des douleurs qui sont devenues de plus en plus vives.

Il a cessé les potages.

Pas de S. E.

Constipation. Scybales drans le colon transvers.

Traitement : Lait. Lavages d'intestin.

Ce malade a été l'objet d'une tentative d'intervention pour gastroentérostomie.

On a dû se borner à une laparotomie exploratrice en présence d'une transformation épithéliomateuse étendue dans la paroi gastrique, rendant toute intervention impossible.

Chimisme. Stase. 30 cc. d'un liquide filant, muqueux, sans débris alimentaires visibles à l'œil nu. Odeur de marée.

V. B.: 1 faible.	A.: 1168.
A. L.: 0.	T.: 365.
P.: 1 faible.	H.: 32.
G.: nette.	C.: 7.
	F.: 226.

Chimisme. Repas d'Ewald. Thé 400 cc. Après lavage préalable.

A.; 3,066.	C.: 139.
T.: 448.	F.: 167.
H.: 142.	

Nous n'avons étudié jusqu'ici qu'une question de technique. Il est possible, nous l'avons vu, de mesurer exactement la pression nécessaire pour produire une douleur épigastrique. Ce n'est là qu'un chiffre, un résultat brut qu'il faut savoir interpréter.

Pris en lui-même le chiffre qui mesure la sensibilité n'est qu'un symptôme, il n'a aucune valeur diagnostique. Il n'a même à notre avis aucune valeur sérieuse au point de vue du pronostic. Il en est autrement si on le compare avec des renseignements fournis par l'interrogatoire des malades, avec les résultats des autres procédés d'exploration. Il fournit une sorte de vérification des dires du malade. C'est une mesure de ce symptôme si difficilement appréciable : la douleur. Nous voulons montrer qu'il est possible d'en tirer des résultats précieux au point de vue du diagnostic, du pronostic et du traitement des maladies gastriques.

Cette étude fera l'objet des chapitres suivants. Nous voulons auparavant indiquer en quelques mots les caractères de la douleur provoquée.

La pression de l'esthésiomètre provoque deux sortes de réactions douloureuses.

Tantôt, comme l'a noté M. Roux, le malade accuse, à un moment donné, une douleur vive analogue à celle que produit l'attouchement d'une plaie. Tantôt cette douleur a des caractères moins nets : c'est plutôt une gêne, une sorte d'oppression douloureuse. Nous avons remarqué que dans le premier cas la douleur augmente toujours rapidement avec la pression. Elle débute à 1000 par exemple, à 2000 elle est très violente, à 2500 elle est intolérable.

Lorsque la pression ne provoque qu'une simple gêne, son début reste aussi constant et aussi net. Je suppose encore que cette sensation pénible débute à une pression de 1000 grammes. La pression ne l'augmentera que lentement, et très fréquemment elle est encore supportable à 4000 ou 5000. Chez ces malades le plexus est à la fois plus irritable et plus tolérant. La douleur apparaît très vite, mais il faut pour l'augmenter des variations de pression considérables. Cette réaction douloureuse, nous l'avons observée une centaine de fois et toujours chez des névropathes. L'état de dépression du système nerveux nous a paru la condition nécessaire à son apparition, aussi lui donnons-nous le nom de *sensibilité névropathique*. Elle peut exister chez des malades qui ont de la gastrite éthylique ou qui ont eu autrefois un ulcus. Mais, lorsqu'elle existe, les douleurs ne paraissent pas liées à l'état anatomique de la muqueuse mais bien à l'excitabilité plus vive du système nerveux. Nous reviendrons d'ailleurs sur cette question en étudiant l'influence des névroses sur la sensibilité épigastrique.

La pression au point épigastrique peut provoquer les mêmes irradiations que la douleur spontanée. Elle peut se prolonger dans les espaces intercostaux provoquer l'apparition d'une hyperesthésie dorsale.

Brinton avait noté ce fait dans l'ulcère. Il peut se rencontrer dans toutes les formes de dyspepsie.

En général, la pression provoque le maximum de dou-

leur au niveau du point épigastrique. Il existe cependant
des exceptions à cette règle.

Parfois chez les éthyliques qui ont de la douleur de la
face antérieure, la pression directement exercée au
niveau de l'estomac est plus forte que la sensibilité épigastrique. Ce n'est pas là un fait constant dans la gastrique éthylique, mais il faut en être prévenu. Il semble
même qu'on puisse accorder à ce signe une certaine
valeur diagnostique.

ACTION SUR LA SENSIBILITÉ
EPIGASTRIQUE DES CAUSES PROVOCATRICES
DE DOULEURS GASTRIQUES SPONTANÉES

« A l'état normal, dit M. Mathieu, l'estomac n'est le
siège d'aucune sensation reconnaissable nettement localisée. » L'arrivée des aliments dans l'estomac, les trans-
formations physiques et chimiques qu'ils y subissent ne
donnent lieu normalement à aucune sensation.

Cela ne signifie pas que l'estomac soit insensible. Il est
au contraire doué d'une sensibilité très fine qui lui permet de régler ses sécrétions sur la quantité et la qualité
des aliments. Mais elle est inconsciente, « le terme de
cette sensibilité est dans l'organe même et n'en dépasse
pas les limites » (1).

Toutefois l'estomac présente à l'état normal une sensibilité thermique nette. Il est encore sensible à la distension.

Cette sensibilité à la distension est commune à tous les
réservoirs musculaires. M. Guyon (2) l'a étudiée longue-

(1) BICHAT.
(2) GUYON. — *Leçons cliniques.*

ment sur la vessie. Il a montré que la vessie avait non une capacité anatomique mais une capacité physiologique. Lorsque la pression intravésicale atteint certaines limites, la vessie fait effort pour expulser son contenu. S'il existe quelque obstacle à cette évacuation, les douleurs apparaissent, les contractions s'exagèrent et peuvent même provoquer une rupture spontanée de l'organe. M. Guyon a montré encore que les résultats de la distension forcée étaient absolument différents de ceux de la distension lente. Dans ce dernier cas la puissance contractile de l'organe s'épuise peu à peu et sa capacité peut devenir énorme. Assez souvent alors il n'existe pas de douleurs.

Enfin les inflammations rendent la vessie irritable, « la distension commence bien avant que les limites normales de son expansion ne soient atteintes ».

Comme la vessie, l'estomac est normalement très sensible à la distension. Kellingen conclut de ses expériences que la douleur commence lorsque la tension intrastomacale correspond à une pression de 20 cm. d'eau. Il s'agit ici bien entendu d'estomacs dont la musculature est intacte.

Les recherches de Bourget de Lausanne sont plus intéressantes encore, car elles portent à la fois sur des estomacs normaux et chroniquement dilatés. « Chaque estomac, dit-il, est capable de recevoir une quantité maximale d'air, passé laquelle on ne peut en introduire davantage sans faire souffrir le patient et sans provoquer la contraction immédiate de l'estomac et l'expulsion de l'air introduit.

« Chez l'adulte, l'estomac ne tolère pas plus de 700 à 900 cc. d'air ; une dilatation moyenne permettra d'en introduire 1200 à 1500 ; les grandes dilatations avec flaccidité des parois en admettront 2000, 3000, 4000 et même 5000.

« Depuis 10 ans que nous pratiquons cette méthode, nous avons pu vérifier ces données sur des centaines de cas et ce qui nous a frappé plus particulièrement, c'est l'invariabilité de la tolérance stomacale dans chaque cas. Chez le même individu, nous avons pu, à des mois d'intervalle et même des années, faire l'insufflation et constater que l'estomac réagissait chaque fois à l'introduction d'une même quantité d'air. La limite de distension est du reste indiquée d'une façon très nette par le patient qui annonce, aussitôt qu'elle est atteinte, une douleur plus ou moins aiguë de l'épigastre, qui lui fait parfois pousser un gémissement ou provoque toute autre réaction de nature réflexe. »

Ainsi donc, l'estomac sain est sensible au froid et à la distension. Il est par contre insensible au contact ou plutôt cette sensibilité est inconsciente.

Mais les sensations digestives peuvent devenir conscientes. « Quoique, au premier coup d'œil, dit Bichat, ces deux sensibilités animale et organique présentent une différence notable, cependant leur nature paraît être essentiellement la même, et l'une n'est probablement que le maximum de l'autre... Dans ces deux variétés il est une mesure au-dessus de laquelle le cerveau en est le terme et au-dessous de laquelle l'organe seul excité reçoit et perçoit la sensation sans la transmettre. »

Quelles sont les causes qui rendent conscientes les sensations digestives, qui les rendent incommodes ou douloureuses ? Elles sont multiples et dans la plupart des cas combinent leur action.

Il est nécessaire de les dissocier. Non seulement cette dissociation est utile pour leur étude théorique, mais elle est indispensable dans la pratique. Pour traiter un dyspeptique, il faut connaître les causes de sa maladie et savoir l'action que nos moyens thérapeutiques peuvent avoir sur elles.

Les causes des douleurs digestives peuvent se diviser en trois groupes. Celles qui excitent directement l'estomac ; ce sont les lésions gastriques, les ingesta, les troubles du chimisme ; ce sont encore les contractions spasmodiques de la musculeuse, quelles que soient les causes qui la provoquent. Celles qui augmentent l'excitabilité du système nerveux, et enfin les affections des organes autres que l'estomac qui produisent secondairement des dyspepsies.

En même temps qu'apparaissent les troubles dyspeptiques, on voit augmenter la sensibilité du point épigastrique. L'augmentation de cette sensibilité mesure l'excitation douloureuse.

« En suivant un certain nombre de malades, écrit M. Roux, on arrive à cette conception très nette que les causes qui augmentent la sensibilité du point épigastrique sont de deux ordres différents : elles sont d'origine périphérique ou d'origine centrale. Sous le nom de causes d'origine périphérique nous comprenons toutes les irritations de l'estomac ou des viscères abdominaux ; sous le nom de causes d'origine centrale, il faut entendre les états de dépression du système nerveux. »

On peut considérer que, dans les conditions normales, le plexus cœliaque supporte sans douleur une pression de 5000 gr., à la condition toutefois qu'elle soit exercée progressivement sans produire de traumatisme. A l'état pathologique la sensibilité du plexus augmente notablement. Comme la douleur spontanée, elle est variable, non seulement d'un jour à l'autre, mais pour ainsi dire d'un moment à l'autre. C'est le matin à jeun qu'elle est le plus constante, car le malade se trouve alors soustrait à l'action irritante des aliments.

Pour constater l'existence d'une S. E., il n'est pas nécessaire que le malade souffre spontanément au moment de l'examen. Pour que le malade sente la douleur, pour qu'elle franchisse le seuil de la conscience, il faut que l'excitation douloureuse ait une certaine intensité, constante chez un même malade. La pression exercée par l'instrument ou par le doigt renforce les excitations gastriques et les rend conscientes. On peut ainsi voir la sensibilité du plexus augmenter peu à peu. On la suit pas à pas pour ainsi dire et on peut prévoir le moment où elle deviendra consciente. Nous en citerons quelques exemples en étudiant la douleur d'origine alimentaire.

Ce qui montre bien que la pression exercée ne fait que renforcer l'excitation spontanée, c'est que la douleur provoquée garde les caractères de la douleur spontanée. « Que l'excitation franchisse spontanément le seuil de la conscience, dit Max Buch, ou que ce soit la pression du doigt qui la lui fasse franchir, la douleur garde le plus souvent les mêmes caractères. Les malades intelligents décrivent la douleur à la pression et les douleurs spontanées comme identiques et différant tout au plus en intensité. »

Chose plus intéressante, l'hyperesthésie du plexus peut exister longtemps sans que les douleurs spontanées apparaissent. Le malade vit pour ainsi dire en imminence de douleur. Il est assez rare qu'on le constate, car on n'examine généralement pas la S. E. des malades, s'ils n'attirent l'attention sur leur estomac. J'en ai observé un cas très net. Un malade alcoolique depuis des années était en traitement dans le service de M. Mathieu. Il avait, assez rarement d'ailleurs, des pituites matinales. Ses troubles gastriques se bornaient à cela. Jamais il n'avait eu de douleurs ni aucun phénomène dyspeptique. J'examinai sa sensibilité épigastrique. La douleur apparaissait nettement à une pression de 2.000 gr., le malade ayant bu du lait. Le malade mourut quelques semaines plus tard sans avoir présenté de troubles dyspeptiques. L'examen histologique de son estomac montra des lésions de gastrite avec productions adénomateuses.

Voilà un fait absolument typique. Depuis combien de temps existait cette hyperesthésie latente du plexus, il est impossible de le dire ; mais elle a persisté après que nous l'avons eue découverte et nous l'avons retrouvée dans plusieurs examens faits à quelques jours d'intervalle. Dans un article des *Archives de Boas*, Max Buch signale le même fait. « Cette hyperesthésie du sympathique, dit-il, qui est l'expression d'un état patholo-

gique, peut durer longtemps sans se manifester claire-
ment au malade comme douleur. Toutefois, lorsqu'un
cortain degré d'excitation est franchi, des douleurs
spontanées apparaissent qui peuvent présenter tous les
intermédiaires entre de sourds avertissements et les gas-
tralgies les plus graves. »

Ainsi donc l'hyperesthésie du sympathique existe au
moment des douleurs spontanées et les précède toujours.
Par une lente sommation les excitations latentes d'abord
arrivent à franchir le seuil de la conscience.

Etudions maintenant les causes de ces excitations,
« Divers excitants appliqués au même organe, dit
Bichat, peuvent y déterminer l'un et l'autre mode de
sensibilité. Chaque jour l'inflammation en exaltant dans
une partie la sensibilité organique la transforme en sensibilité animale. »

Les lésions de la muqueuse gastrique sont une cause
de douleur spontanée, elles augmentent également la
sensibilité épigastrique. Mais ce n'est pas là une règle
générale. Depuis longtemps on a décrit des ulcères et
des néoplasmes évoluant sans douleurs spontanées. Ils
peuvent également ne provoquer aucune hyperesthésie
épigastrique appréciable, bien que le fait soit plus
rare.

Elle manque souvent dans le cas d'ulcération aiguë.
Elle n'existe pas dans ces traumatismes légers de la
muqueuse qu'on peut observer à la suite de cathétérisme.
Elle est très souvent absente dans le cas de gastrite
aiguë toxique. Nous avons cité l'observation d'un malade
qui mourut de néphrite avec anurie dix jours après une

intoxication par le sublimé. Le malade eut une intolérance gastrique absolue pendant les deux premiers jours et chaque tentative d'alimentation provoquait des vomissements fortement teintés de sang. L'existence de lésions stomacales ne faisait aucun doute. Le malade n'eut cependant aucune douleur gastrique spontanée. La sensibilité épigastrique resta nulle à 5000.

M. Berthelet a eu l'obligeance de nous fournir une observation analogue. Elle concerne un soldat qui ayant absorbé 15 grammes de sublimé présenta comme notre malade une anurie persistante. Les deux premiers jours il n'eut ni vomissement ni douleur gastrique. Puis l'intolérance gastrique devint presque complète. Il n'y eut jamais de vomissement sanglant. L'existence d'ulcérations gastriques est douteuse et l'augmentation de SE (faible à 5000) est peut-être due aux efforts des vomissements.

Il est donc certain qu'une lésion gastrique ne suffit pas toujours à créer des phénomènes douloureux. Les ulcérations gastriques pourraient être comparées sous ce rapport à la fissure anale, qui est douloureuse par le spasme qu'elle provoque : Mickulitz a observé que dans l'ulcus la surface ulcérée n'est pas douloureuse tandis que la pression de la région pylorique provoque dans ce cas une réaction très vive.

C'est peut-être en supprimant le spasme que la gastro-entérostomie a si rapidement raison des douleurs gastriques. Cette disparition très rapide des douleurs n'est en effet pas due, comme on pourrait le croire, à la suppression de la stase. Bourget (1) de Lausanne a fait sur ce

(1) *La gastro-entérostomie*. Bourget et Roux, Paris, 1901.

sujet des recherches intéressantes. « La plupart des malades, dit-il, peuvent recevoir de la nourriture solide dès le troisième ou quatrième jour sans manifester aucune douleur. Mais il ne faudrait pas croire que cela est dû au passage rapide des aliments de l'estomac dans l'intestin par la voie plus large nouvellement établie. Pendant les premiers jours qui suivent l'opération, la rétention gastrique est toujours très forte..... Mais celui-ci ne souffre plus de cette rétention. Il se passe là quelque chose d'analogue à ce que l'on observe après l'incision ou le débridement d'un abcès ; les phénomènes de rétention cessent de se manifester douloureusement. La stase va en diminuant dès le sixième ou septième jour probablement par le fait que le travail de cicatrisation a diminué la turgescence des lèvres de l'abouchement gastro-intestinal, ce qui facilite le passage direct du contenu stomacal.» L'incision de la paroi gastrique produit peut-être une véritable inhibition de la tunique musculaire. Ses contractions cessant, les douleurs qui semblent leur correspondre disparaîtraient également.

Il semble que chez les malades qui ont de la stase gastrique la douleur épigastrique est le plus souvent intermittente et qu'elle est provoquée par les contractions musculaires. Dans un cas d'ulcus pylorique que nous avons relaté plus haut (obs. VIII), le malade avait une sensibilité extrémement faible. Mais 30 secondes environ après l'apparition des contractions gastriques visibles à travers la paroi, la sensibilité épigastrique devenait forte et les douleurs spontanées tendaient à apparaître. La muscuture gastrique était encore vigoureuse.

Au contraire dans les stases anciennes, lorsque la musculature épuisée ne réagit plus, ou encore dans ces cas de stase avec une atonie musculaire qu'on observe chez les névropathes amaigris, la sensibilité épigastrique est nulle le plus souvent. Il est curieux que la présence constante d'un liquide souvent riche en HCl ne provoque pas une sensibilité vive. Ce fait est cependant loin d'être exceptionnel. Il nous a même paru que les cas de stase sans sensibilité en dehors des douleurs spontanées étaient les plus fréquents. C'est la règle chez les neurasthéniques surmenés qui ont de la stase gastrique sans avoir jamais eu ni douleurs vives, ni vomissements. C'est un cas assez fréquent dans les ulcus avec stase ancienne lorsqu'il n'existe pas de contractions péristaltiques.

Les cas de stase chez les hyperchlorhydriques amaigris et présentant le syndrôme neurasthénique sont assez fréquents. Les observations se ressemblent toutes. Elles concernent des malades ayant ordinairement une hérédité névropathique, qui se surmènent pendant une période plus ou moins longue. Ils maigrissent présentent des troubles dyspeptiques légers : pesanteur continuelle à l'épigastre, ballonnement après le repas. Le matin à jeun ils ont du clapotage gastrique et on retire par la sonde une certaine quantité de suc gastrique plus ou moins riche en acide chlorhydrique et ne contenant pas de débris alimentaires visibles. La sensibilité est nulle à 5,000.

Dans certains cas les douleurs peuvent être fortes sous l'influence de l'alimentation. Mais la sensibilité est nulle, le matin, malgré l'existence d'un liquide de stase assez abondant sans débris alimentaire. Nous en avons récemment observé un cas.

Observation IX

M. L..., interne provisoire.

A la suite de surmenage cet étudiant vit ses troubles neurasthéniques s'accentuer et commença à souffrir de l'estomac. Il avait des douleurs tardives violentes, crampes, survenant vers 3 ou 4 heures de l'après-midi et vers minuit.

L'ingestion de quelques aliments les calmait.

Le matin à jeun il avait une stase assez considérable : environ 100 cc.

La réaction de Gunsberg était très nette.

Il n'existait pas de sensibilité le matin à jeun quand le malade ne souffrait pas spontanément.

Cette observation fournit une transition naturelle entre la stase des surmenés qui ont peu ou pas de douleurs et les cas d'ulcus anciens avec stase.

Oservation XII

M. N..., gardien de la paix, 39 ans, 6 février 1901.

A. P. : *Ethylisme* non avoué. Crampes. Rêves professionnels.

Pituites le matin une ou deux fois par semaine.

Ulcus il y a 7 ans, douleurs très violentes 2 ou 3 heures après les repas. Vomissements alimentaires fréquents qui calmaient les douleurs.

Quelques stries de sang dans les vomissements.

Mélœna très net.

Les douleurs ont disparu au bout d'un an sous l'influence du régime lacté.

Depuis 6 ans troubles gastriques légers et intermittents.

Août 1900. Le malade a recommencé à souffrir.

Il n'a pas de fortes douleurs mais du ballonnement et de la pesanteur ; vomissements très abondants dans lesquels il reconnait des aliments ingérés la veille. Jamais il ne provoque ces vomissements.

Le malade a maigri de 7 kilogrammes depuis août.

Il est très constipé.

Examen : 4 heures après un verre de lait et un œuf.

Estomac très dilaté clapotant à 3 travers de doigts au-dessous de l'ombilic.

Bruit de flot transversal.

Mouvements péristaltiques très visibles.

S. E. 3500.

Sensibilité à la pression de toute la face antérieure.

Le 11 février 1901. P. 67 kil. 900.

Stase le matin à jeun (Clapotage et bruit de flot).

On retire par la sonde 200 cc. de liquide sans débris alimentaire.

Traitement : Vider l'estomac chaque jour puis faire un gavage au lait et à la poudre de viande, 3 litres de lait (potage au lait), 6 œufs crus.

Le 17 février. P. 68 kil. 700.

Le malade ne souffre plus, se sent mieux et n'a plus de vomissements.

Il a encore de la stase à jeun (clapotage périombilical). Continuer le traitement.

4 mars : P. 72 kilogrammes.

Le malade va très bien. Il ne souffre plus.

Stase 100 cc. le matin sans débris alimentaire.

S. E. nulle à 5000.

Ajouter au régime des purées de légumes secs, continuer gavages.

18 mars : P. 75 kilogrammes.

Le malade va bien. On trouve encore un peu de liquide le matin à jeun.

Ajouter 200 grammes de viande crue. Continuer le gavage.
15 avril : P. 79 kil. 900.

Le malade va très bien.

Pas de douleur.

13 mai : P. 82 kil. 700.

Le malade va très bien. Il n'a plus que 40 à 50 cc. de stase.

10 juin : P. 81 kil. 300.

Le malade a continué la viande crue et le régime lacté.

Il cesse les gavages.

Le malade est actuellement guéri.

Ainsi donc la stase ne suffitpas à augmenter d'une façon permanente la sensibilité épigastrique. Cela se produit parfois, et on peut voir alors la sensibilité épigastrique diminuer nettement après l'extraction du liquide. Mais il nous semble que ce cas est loin d'être le plus fréquent.

La stase ne paraît pas avoir comme cause provocatrice de douleurs gastriques l'importance qu'on serait tenté de lui attribuer. Les recherches de Bourget plaident dans le même sens.

L'influence de la gastro-entérostomie sur les douleurs gastriques pourrait recevoir encore une autre explication. Grâce à cette opération les aliments sont conduits non dans le duodénum, mais directement dans une anse du jéjunum. On pourrait donc supposer que la disparition de la douleur après l'opération est due à l'absence de l'irritation duodénale. Schüle avait supposé que les premières portions du duodénum étaient seules préposées à la garde de l'intestin et que de cette portion seule partait le réflexe de fermeture du pylore. Marbaix (1) dans une étude extrêmement intéressante a démontré qu'il n'en était rien. L'influence de la réplétion intestinale sur la fermeture du pylore est manifeste pour toute la première moitié de cet intestin, la moitié inférieure ne paraît guère l'influencer. Il résulte encore d'expériences récentes de Von Mering (1898) que l'influence de l'intestin sur l'évacuation du contenu gastrique persiste après la gastro-entérostomie.

La tension de l'intestin augmente rapidement lors de l'arrivée des aliments au point de forcer l'estomac à retenir son contenu. Il faut pour triompher de la tension intestinale une pression de 10 à 15 cc. d'eau, tension généralement supérieure à celle qui existe dans l'estomac. En supposant même l'ouverture béante il se produit entre l'estomac et l'intestin une sorte de lutte, et la pression du contenu intestinal équilibrant celle du contenu gastrique s'oppose à son évacuation trop rapide. Il semble donc qu'il n'y ait aucune différence dans le mode de réaction de l'intestin à l'arrivée des aliments avant et après la gastro-entérostomie, et ce n'est pas de ce côté que doit être cherchée la raison de la disparition des douleurs.

Par contre le réflexe intestinal pourrait peut-être expliquer les douleurs des hyperchlorhydriques. M. Hayem a montré que l'élévation du chimisme, loin d'activer le processus digestif, prolonge au contraire le séjour des

(1) MARBAIX. — Le *Passage pylorique*, la *Cellule*, 1898, t. XIV.

aliments dans l'estomac. Cela est vrai particulièrement
des hyperchlorhydriques qui souffrent. Nous pouvons
rapprocher de ces faits cliniques les expériences de Von
Mering et de Hirsch reprises par Pawlow et ses élèves.
Ces auteurs ont montré que l'intestin avait une influence
prépondérante sur l'évacuation de l'estomac. L'arrivée
d'une partie du contenu stomacal excite un réflexe intestinal et provoque la fermeture du pylore. Hirsch a
montré que l'HCl était particulièrement propre à produire cette occlusion du pylore. Si, par une fistule intestinale, on maintient l'intestin au contact de l'HCl le pylore reste fermé même si l'estomac a été rempli d'un
liquide alcalin. Il note de plus que l'HCl est le mieux toléré
des acides minéraux. Les acides organiques (acétique,
tartrique, citrique) sont encore mieux tolérés. Ces expériences jettent un jour nouveau sur la douleur tardive
des hyperchlorhydriques.

On peut en effet supposer que l'excès d'HCl irrite l'intestin et produit une contraction réflexe du pylore. A
mesure que ces irritations s'accumulent l'excitation du
sphincter augmente, et aboutit à un spasme douloureux.
Ce n'est pas là une pure hypothèse.

Nous devons à l'obligeance de M. Laboulais une observation qui paraît concluante

Un malade, M. B..., souffrait depuis plusieurs années de
l'estomac. Il n'avait jamais eu ni hematémèse ni mélœna. Ses
douleurs affectaient le type des douleurs tardives et surve-
naient 5 heures environ après le repas. Elles étaient très violentes. Le malade voulut bien se prêter à des tubages en séries.
Voici ce qu'observa M. Laboulais.

Après un repas composé de viande, pain, œufs, pommes de terre, ingéré à midi :

A 2 h. 1/2 pas de douleur.

A 3 h. 1/4 légère douleur allant croissant jusqu'à 4 h. 1/4. A ce moment le malade a une sensibilité légère à 4.500.

Extraction d'un échantillon de liquide.

A. 480, T. 620, H. 88, C. 379, F. 153.

A 5 h. moins 1/4 les douleurs sont devenues très intenses, la sensibilité est forte à 4.500.

Extraction d'un échantillon.

A. 340 (la quantité n'est pas suffisante pour faire le chimisme complet).

Le bicarbonate de soude le soulage instantanément.

Voilà donc un malade qui n'a pas de sensibilité à jeun ni spontanée, ni provoquée. Sous l'influence du repas, les douleurs apparaissent, mais elles n'ont leur acuité maxima que tardivement, lorsque l'acidité du contenu stomacal a déjà notablement baissé. A ce moment, une grande partie du contenu stomacal a déjà passé dans l'intestin. Il semble que cette irritation de l'intestin par un suc hyperacide doive durer déjà depuis quelque temps pour que les douleurs atteignent leur maximum.

L'étude prolongée du malade a encore montré que l'évacuation du contenu gastrique devint plus rapide à mesure que les douleurs disparurent.

M. Laboulais a fait encore une autre recherche extrêmement curieuse. Après avoir fait ingérer au malade une certaine quantité de bicarbonate de soude, de façon à saturer en partie l'HCl, il restitue au milieu gastrique son acidité primitive au moyen d'acide citrique. Les douleurs ne reparurent pas. Cette recherche est la confirmation clinique des expériences de Hirsch, sur la tolérance plus grande de l'intestin pour les acides organiques. Elle me paraît indiquer nettement l'origine intestinale du réflexe douloureux.

Nous ne croyons pas cependant que l'HCl agisse toujours et exclusivement par l'intermédiaire d'un réflexe intestinal.

Il est probable que s'il existe des lésions stomacales, un ulcère par exemple, celles-ci peuvent être irritées par l'acide en excès et provoquer des contractions expulsives de l'estomac qui peuvent aboutir au vomissement. Il est vraisemblable encore que le taux de l'acidité chlorhydrique a moins d'importance que l'état de la muqueuse et des sécrétions intestinales. On a vu en effet l'élévation du taux de l'HCl coïncider avec la disparition des douleurs chez des hyperchlorhydriques.

Peut-être, dans ces cas, le relèvement des fonctions intestinales et pancréatiques, après la période de repos due au régime lacté (Pawlow) était-il suffisant pour permettre à ces glandes de suffire de nouveau à leur travail de compensation.

Les malades décrits sous la dénomination commune d'hyperchlorhydriques peuvent se diviser en deux groupes, très nets au point de vue de la sensibilité. Si, chez ces malades, on examine l'estomac le matin à l'état de vacuité et en dehors de toute douleur spontanée on constate tantôt une sensibilité plus ou moins vive à la pression, tantôt une absence complète de sensibilité.

L'existence ou l'absence complète de sensibilité à l'exploration n'est pas en relation avec l'intensité des douleurs spontanées qu'ils auront dans la journée. Très souvent même les malades qui ont les douleurs tardives les plus vives sont ceux qui ne souffrent pas à jeun. Cette explication doit donc être écartée.

Notre attention étant attirée sur ce point nous avons étudié avec soin une cinquantaine de malades. Presque toujours les malades qui n'ont pas de sensibilité épigastrique à jeun sont névropathes héréditaires, très souvent ils ont de l'hérédité gastrique. Ces malades appartiennent à la classe des individus « qui ne supportent pas la boisson », aussi est-il rare qu'ils aient commis des excès éthyliques. Ils sont le plus souvent au contraire d'une grande tempérance. Malgré cela les troubles-gastriques débutent de bonne heure, le plus souvent avant 30 ans. Ces troubles sont intermittents. Ils surviennent d'ordinaire à la suite de chagrins et d'ennuis, durent un certain temps et disparaissent presque d'eux-mêmes. Mais ils récidivent sous les mêmes influences avec une grande facilité.

Lorsqu'il existe de la sensibilité à jeun au contraire, on peut très souvent invoquer des causes d'irritation gastrique en particulier l'éthylisme. Parfois on peut soupçonner l'ulcus.

La séparation des deux classes n'est cependant pas absolument tranchée, il y a des types de passage où l'influence de l'éthylisme est des plus nettes et qui n'ont pas de sensibilité épigastrique à jeun.

Nous ne prétendons pas non plus que tous les hyperchlorhydriques qui n'ont pas de sensibilité à jeun aient commencé jeunes à souffrir. Mais le fait est fréquent. Il

nous a paru que les hyperchlorhydriques sans sensibilité
à jeun guérissaient plus vite que les autres mais avaient
des récidives fréquents,

OBSERVATION XIV

M. V..., employé d'octroi, 27 ans, 9 août 1901.

A. H. : *sa mère souffre de l'estomac depuis très longtemps.*

A. P. : début de la maladie à 20 ans.

N a jamais fait d'excès d'aucune sorte. Mais depuis deux ans
il est employé d'octroi et mange à des heures irrégulières.

Appétit habituellement bon.

3 heures environ après le repas, brûlures et quelquefois
crampe et sensation de pesanteur stomacale.

A présenté des symptômes neurasthéniques (fatigue au réveil,
fatigue rapide), mais ils ont disparu. Le malade exerçait alors
la profession de marchand de vin. Il a quitté cette profession et
bien qu'il ait maigri de 7 à 8 kilos, les symptômes neurasthéniques ont disparu. Le malade est de taille moyenne. Constipation marquée, combattue par des lavements.

Examen :

Pas de douleur sigmoïdienne ni cœcale.

Pas de S. E. à 5000.

Sonorité gastrique normale.

Le foie ne déborde pas les fausses-côtes.

OBSERVATION XIV

M. T..., casquetier, 59 ans, 14 août 1901.

A. H. : *Père* mort à 70 ans. *Souffrait depuis longtemps de
douleurs d'estomac avec vomissements fréquents.*

Mère morte à 80 ans. Ne souffrait pas de l'estomac.

A *un fils soigné dans le service pour hyperchlorhydrie.*

A. P. : Bonne santé habituelle.

Pas d'éthylisme.

Nervosisme. Race sémitique.

Souffre de l'estomac depuis l'âge de 20 ans mais d'une façon très intermittente jusque il y a 10 ans.

Depuis cette époque, sans cause apparente les douleurs sont plus violentes, mais présentent encore des périodes longues de rémission (plusieurs mois).

Ces douleurs surviennent dans l'après-midi vers 3-4 heures.

Elles sont très violentes, siègent à l'épigastre irradiant dans le dos et le rachis et l'obligent à se coucher.

Le décubitus dorsal est la position qui le soulage le plus.

La crise se termine au bout de plusieurs heures (2, 3 ou 4) par le rejet de matières ordinairement aqueuses claires filantes.

Il a eu cependant quelquefois surtout dans les dernières crises des vomissements alimentaires. Ces vomissements mettent fin au crises.

Jamais d'hématémèses.

Parfois les douleurs surviennent la nuit, mais beaucoup plus rarement. La crise est alors moins forte et n'est pas suivie de vomissement.

Aucune douleur le matin.

Quand le malade est dans une période de crises, les douleurs reviennent à peu près tous les jours. Chaque période dure un mois à six semaines.

Actuellement la crise dure depuis trois semaines.

Pendant la crise l'appétit est médiocre. Il mange peu. Amaigrissement de 400 grammes pendant sa dernière crise.

Très constipé. Est obligé de recourir aux laxatifs. La constipation ne cède pas dans l'intervalle des crises douloureuses gastriques.

Pas de glaires ni de peaux.

Examen. Le malade ayant pris du lait trois heures et demie auparavant.

Pas de douleur cœcale ni sigmoïdienne.

Pas de rein mobile.

Foie de 8 cent.

S. E. nulle.

OBSERVATION XV

M. T..., chapelier, 33 ans, octobre 1899.

A. H.: *grand-père souffrait de l'estomac.*

Père soigné dans le service pour hyperchlorhydrie.(Obs.XIV)

A. P. : Fluxion de poitrine il y a 15 ans.

Rien d'anormal dans le régime. Boit du lait aux repas depuis deux ans. Mastication suffisante.

Pas d'éthylisme.

N'a pris comme médicament que du bicarbonate de soude et de l'eau de Vichy.

Souffre depuis l'âge de 30 ans.

Le matin sensation de faim pénible, mais pas très douloureuse, calmée pour 2 ou 3 heures par du lait. Les douleurs reparaissent une heure environ avant le déjeuner et le dîner. Les aliments les calment.

Pas de douleur la nuit.

Appétit très bon. Préfère les légumes aux viandes.

Dégoût des graisses depuis l'enfance.

Pas de renvois, ni de ballonnement gastrique, ni abdominal.

La douleur consiste en une sensation de tiraillement et en crampes. Elle irradie dans le dos (Pas de brûlures).

Elle est très violente. Un peu de boisson ou quelque aliment la calment.

Jamais de vomissement.

Pas de constipation. Selle normale et journalière.

N'a pas maigri.

Examen. L'estomac clapote 4 heures après un repas au lait.

Il est à un travers de doigt au-dessus de l'ombilic.

Le foie n'est pas abaissé.

Pas de S. E.

Rég. n° 1. Alcalins.

14 août 1901.

Le malade allait bien. Hier, sans cause nette, il eut aussitôt après avoir pris son café une sensation de brûlure rétro-sternale et une sensation d'arrêt à ce niveau.

Traitement. Eau chloroformée et douches.

OBSERVATION XVI

M. D..., étudiant, 20 ans, 29 janvier 1901.

A. H. : *Père et mère dyspeptiques.*

A. P. Pas d'antécédents morbides.

Pas de maladie vénérienne.

Pas d'éthylisme ni de caféisme.

Pas de stigmates névropathiques. Quelques troubles neurasthéniques, depuis qu'il souffre de l'estomac. Mastication rapide, dentition bonne, mange de tout.

Souffre de l'estomac depuis l'âge de 15 ans, mais ne souffre beaucoup que depuis un an et demi.

Avant cette époque phénomène de dysp. S. M., après le repas chaleur et rougeur de la face. Pesanteur durant 2 à 3 heures.

Il y a un an et demi, début des douleurs.

Au réveil courbature, fatigue plus marquée que la veille au coucher. Bouche amère.

Le petit déjeuner du matin est suivi d'une selle normale.

Repas à 11 heures, peu d'appétit. Mange de tout, ne boit qu'un demi-litre d'eau.

Après le repas, bouffées congestives, pesanteur.

Entre 3 et 4 heures, douleurs très intenses (brûlures), ces douleurs persistent une heure environ, elles se renouvellent environ 5 fois par semaine. Pas de vomissement. Il a été soulagé par les alcalins.

N'a eu qu'une seule fois une crise nocturne et a vomi un liquide très acide agaçant les dents.

Selles normales quotidiennes sans glaires ni membranes. Pas d'amaigrissement. Mais légère fatigue générale.

Examen : Foie 8 à 9 cc.

      Traube normal.

      Pas de S. E.

Repas d'Ewald.

A. 299 ; T. 423 ; H. 102 ; C. 212 ; F. 109.

Le malade s'est très rapidement amélioré. Nous avons eu de ses nouvelles 10 mois après. Il ne souffrait plus depuis longtemps, mais quand il travaillait les liqueurs et le vin rouge pur lui donnaient des douleurs. En voyage au contraire il lui est arrivé de « sérieuses entorses à son régime » et il n'en a nullement souffert.

La gastrite est également une cause d'augmentation de la sensibilité. Je ne parle ici que de la gastrite due à une action irritante non douteuse des ingesta. La gastrite éthylique en est le type.

Sa fréquence permet de l'étudier facilement. L'augmentation de la sensibilité épigastrique dans la gastrite éthylique est extrêmement fréquente.

Elle peut être due à la seule irritation gastrique, mais elle est très souvent renforcée par l'action toxique de l'alcool sur les centres nerveux. Tantôt les lésions de la muqueuse suffisent à produire les douleurs, tantôt la gastrite cause des troubles graves dans la nutrition, et consécutivement des troubles nerveux qui renforcent les douleurs gastriques ; tantôt enfin des lésions gastriques latentes sont mises en évidence par un choc nerveux : peines morales, surmenage. Les observations que nous citons correspondent à ces trois types.

OBSERVATION XVII

Obs. XV. Alcoolisme ancien, le malade n'a pas renoncé à ses habitudes d'intempérance. Sensibilité très vive qui paraît due uniquement à l'état gastrique. Amélioration lente et pro·gressive.

M. P..., couvreur, 45 ans, 29 novembre 1900.

Ethylisme très net, vin, 3 apéritifs, pendant 5 à 6 ans, depuis qu'il souffre de l'estomac il paraît avoir diminué la quantité de boissons alcooliques mais ne les a pas supprimées complètement.

Souffre depuis 1882. A cette époque, douleurs qui débutaient un quart d'heure après le repas et allaient en augmentant pendant une heure. Elles se calmaient un peu pour revenir plus fortes 4 heures après le repas. A ce moment survenait un vomissement. Après le repas du soir les douleurs étaient très fortes mais diminuaient quand le malade se couchait et ne le réveillaient que de temps en temps. Le matin au réveil le malade se sentait assez bien. Mais un quart d'heure après le petit déjeuner pris dès le lever il avait un vomissement.

Cet état dure jusqu'en 97. Il se borne à supprimer l'alcool et quelques aliments qui le faisaient particulièrement souffrir. En 87 il commence à se faire tous les 2 jours des lavages d'estomac. Les vomissements cessent mais les douleurs persistent aussi fortes.

Les lavages ont été continués jusqu'en 91. Depuis cette époque le malade a suivi de façon intermittente les régimes les plus variés. Il avait des améliorations passagères. Mais les douleurs revenaient et souvent les vomissements. Actuellement le matin au réveil sensation de vertige. Pas de pituites.

Une heure après le petit déjeuner (soupe et pain) les douleurs apparaissent, devenant plus fortes une heure après le repas de midi et du soir, mais n'amenant plus de vomissement.

L'appétit est conservé.

Constipation. Jamais de diarrhée ni de mæléna.

Examen :

Pas de douleur cœcale. Légère douleur à la pression · de l'S iliaque.

Tympanisme intestinal.

Douleur à la pression de la face antérieure de l'estomac.

Sensibilité épigastrique, 100 gr. (très vive).

Traitement :lait. Œufs. Courants électriques à haute tension.

Le 18 mars 1901. Le malade a engraissé de 11 livres et va mieux.

S. E. 2500

Après cocaïne 3100.

OBSERVATION XVIII

Ethylisme avoué, le malade ne boit que du lait depuis 18 mois. Troubles nerveux consécutifs à la gastrite. L'amélioration est lente.

M. C..., employé du service des eaux, 33 ans, 12 décembre 1900.

Pas d'antécédents héréditaires.

Blennorrhagie au régiment.

Ethylisme (calvados, vin, apéritif). Il dit avoir cessé depuis 5 ans. Boit du lait depuis 18 mois. Bacillose probable (Hémoptysies). A pris des pilules qu'il accuse de ses troubles dyspeptiques. On ne trouve rien à l'auscultation actuellement.

Nervosisme, crises de larmes, idées noires depuis sa maladie.

Début de la dyspepsie il y a 5 ans. Les phénomènes s'exagèrent depuis 5 mois.

Au réveil amertume de la bouche, bâillements, pas de pituite.

Après le repas de midi somnolence, bouffées de chaleur, éructations, gaz par·voie rectale jusque vers 5 heures. Vers 5 heures sensation de picotements pénible mais supportable à l'épigastre durant une heure.

Le repas du soir est bien supporté.

Pas de vomissement.

Constipation.Matières ovillées, glaires, débâcles diarrhéiques.

Appétit bon. Pas d'amaigrissement.

Examen. Pas de douleur à la pression des fosses iliaques.

Foie normal.

Point épigastrique douloureux.

Douleur de la face antérieure.

Pas de rein mobile.

Traitement : régime n° 1. Calomel.

31 décembre 1900. P. 60 kil. 700.

Le malade a été très soulagé par le calomel. Il eu le 1er jour 3 selles, le 2e et le 3e deux selles. Après deux jours les selles sont devenues régulières.

Rg. n° 1. Grands lavages avec 2 grammes de salicylate de soude.

14 janvier 1901. P. 62 k. 600.

Le malade a moins de ballonnement. Constipation opiniâtre.

S. E. 3000.

Huile de ricin.

18 mars 1901. P. 62 k. 500.

Le malade souffre encore. Il a encore un peu de ballonnement après le repas et quelquefois des douleurs tardives.

S. E. 2000.

Après cocaïne, 2000.

Traitement. Rg. n° 1. Bicarbonate et magnésie.

Chez ces deux malades la gastrite est l'agent principal et dans l'observation XVII, l'agent exclusif de la douleur.

L'observation suivante en diffère absolument. L'éthylisme est certain, mais la névrose semble avoir la part prépondérante.

La douleur épigastrique provoquée n'est pas comme dans les cas précédents une douleur nette, précise, augmentant rapidement avec la pression. D'emblée elle atteint un certain niveau auquel elle semble se maintenir. Elle offre en un mot les caractères d'une douleur que nous avons décrite sous le nom de sensibilité névropathique.

OBSERVATION XIX

M. B..., gardien de la paix, 37 ans, 24 décembre 1901.

Signes d'éthylisme: Aigreurs, nausées, pituites, cauchemars, crampes. Sensation de brûlure œsophagienne à l'ingestion d'alcool. Avoue une bouteille de vin par jour et quelques absinthes par semaine.

Il y a 5 mois il a eu de vives préoccupations au sujet de sa femme gravement malade. Il commença à souffrir de l'estomac. Les troubles consistent en pesanteur, sensation de constriction après le repas.

Il va mieux après deux mois de repos à la campagne.

Les troubles ont reparu depuis.

Signes de neurasthénie. Céphalée. douleur occipitale, rachialgie.

Fatigue prompte.

Appétit conservé.

Amaigrissement léger.

Examen: Le malade a mangé une panade le matin.

S. E. 3200.

L'ingestion d'une cuillerée d'acide tartrique au 1/5 provoque une sensation rétrosternale très nette. La S. E. monte à 1500.

Douleur vive à la pression de la grande courbure.

Douleur à la pression des fosses iliaques.

Foie de 9 cm.

Traitement : Rg n° 1. Douches.

7 novembre 1901. P. 62 kg. 400.

La S. E. débute entre 3000 et 3500.

Peut supporter 5000.

Sensibilité testiculaire, 800. La même des 2 côtés.

21 novembre 1901 : P. 63 kg. 300.

23 décembre 1901 : P. 64 kg.

La sensibilité de la grande courbure a disparu.

S. E. 4300.

Le malade va bien.

L'influence de l'alimentation sur la douleur est très nette chez les gastropathes. Je n'examine pas son rôle comme facteur étiologique des dyspepsies mais bien l'influence qu'elle a, sur le phénomène douleur, dans les dyspepsies constituées.

On peut poser en règle que l'ingestion des aliments est une cause provocatrice de douleurs gastriques et épigastriques.

Un malade qui souffre continuellement de l'estomac sans que la gêne qu'il éprouve soit influencée par l'alimentation, doit être considéré et traité comme un pur nerveux. Ce cas est du reste une rare exception. Dans la règle la sensibilité épigastrique augmente pendant la période digestive, atteint un certain chiffre, et à ce moment devient consciente. Puis la sensibilité diminue et atteint un minimum qui est la sensibilité de l'estomac à l'état de repos. Il est inutile de donner des exemples et des chiffres. Le travail de M. Ch. Roux en contient des exemples typiques.

Une autre constatation intéressante a été faite par M. Roux. Il a remarqué que la sensibilité épigastrique produite par l'ingestion des aliments est d'autant plus forte que leur digestibilité est moindre, c'est-à-dire que le malade souffre d'autant plus que les aliments séjournent davantage dans l'estomac (Penzoldt).

Pawlow a montré que le travail digestif nécessaire à la transformation des aliments représente 50 % de l'azote ingéré dans le cas du repas de pain, 12 à 15 % seulement dans le cas du repas de lait. Or le lait augmente à peine la sensibilité épigastrique chez la plupart des malades, tandis que le pain l'augmente beaucoup. En ce qui concerne le pain une autre raison vient s'y ajouter du moins pour les hyperchlorhydriques. Il fixerait une proportion d'acide plus forte que le reste du liquide gastrique et jouerait ainsi le rôle d'un corps irritant. Aussi est-il chez eux particulièrement mal toléré.

Ainsi deux raisons commandent au médecin de réduire au minimum le travail digestif par un régime choisi. D'une part, il diminue ainsi le travail sécrétoire, et permet au malade de se nourrir avec le minimum de frais, d'autre part, il réduit autant que possible les excitations douloureuses.

Mais cette réduction du travail digestif ne doit porter que sur la qualité des ingesta, la valeur nutritive des aliments ingérés doit rester largement suffisante. On ne peut se départir de cette règle que pour un temps très limité. Nous verrons dans la suite de ce chapitre que l'amaigrissement, le mauvais état général est un facteur puissant d'hyperesthésie nerveuse.

Les ingesta, les sécrétions gastriques, les lésions de la muqueuse, sont des causes provocatrices de douleur, mais ce n'est là qu'un côté de la question.

Il faut en effet deux choses pour souffrir de l'estomac, une irritation périphénique et un système nerveux apte à traduire par une souffrance l'excitation reçue.

Ce sont les variations de ce rapport qui créent l'infinie variété des phénomènes dyspeptiques. Chaque malade traduit à sa manière ses sensations digestives et il en est de la douleur comme de l'énergie physique : il y a devant elle des forts et des faibles.

Se rendre compte de l'aptitude à souffrir que possède un dyspeptique c'est presque faire le pronostic de sa maladie.

A côté des causes périphériques de la douleur il nous faut donc étudier ses causes centrales et nous demander quelles sont les conditions qui augmentent l'excitabilité douloureuse du système nerveux gastrique.

Et tout d'abord, un estomac anatomiquement et physiologiquement intact peut-il jouir d'une sensibilité consciente ? La question est importante, car on admet trop facilement qu'un estomac dont le fonctionnement n'est pas absolument silencieux est un estomac lésé. Il n'est pas impossible cependant qu'un sujet sain puisse diriger et fixer son attention sur les sensations digestives et les percevoir volontairement. Il est difficile d'en donner des exemples probants car ces sensations sont vagues et le contrôle en est impossible. Mais on peut en raisonnant par analogie avec ce qui se passse pour d'autres organes se convaincre que ce n'est pas là une supposition gratuite. Certaines personnes arrivent facilement à percevoir nettement leurs battements cardiaques et à pouvoir les compter. J'ai récemment observé ce fait chez un interne des hôpitaux qui comptait avec une précision parfaite les battements de son cœur. Il ne percevait d'ailleurs ces battements que s'il voulait y prêter attention et non d'une façon habituelle.

Supposons maintenant que cette perception des battements cardiaques soit constante et involontaire, un phénomène morbide est créé. On observe souvent ce fait chez les neurasthéniques. Peu à peu l'attention est fortement attirée sur ces perceptions anormales, elles ne sont plus seulement conscientes, on dirait qu'elles accaparent toute la conscience du sujet. Il s'en inquiète, il en souffre, il est devenu un malade.

M. Guyon a montré l'existence chez les névropathes urinaires d'une hyperesthésie de l'urèthre membraneux. Cette portion possède un sensibilité exagérée au contact et provoque quand on l'irrite un spasme réflexe du col vésical.

Des phénomènes analogues se passent du côté de l'estomac. Certains malades arrivent à ne plus s'occuper que de leurs sensations digestives et rien n'est plus difficile que d'en détourner leur attention.

Ceux-là ne sont pas à proprement parler des gastropathes, c'est une véritable monomanie dont l'estomac n'est que l'objet et le prétexte. Ils n'ont pas de douleurs, ils n'ont que des sensations, mais la préoccupation constante qu'elles créent en eux leur devient une souffrance intolérable. Ils n'osent plus manger et si le médecin ou leur entourage les forcent à prendre quelque aliment ils éprouvent et décrivent les sensations les plus bizarres. C'est une affection purement psychique, une forme d'hypochondrie.

Mais à côté de ces maladies purement mentales, il existe de véritables gastropathies et très fréquentes qui reconnaissent comme facteur étiologique principal un trouble nerveux (lésion organique ou trouble fonctionnel) ou une émotion morale.

Le terrain névropathique est particulièrement favorable à l'apparition des phénomènes dyspeptiques.

Je dis à dessein le terrain névropathique, car à côté des purs hystériques qui font de l'hystérie gastrique, des grands neurasthéniques qne présentent aussi les phénomènes dyspeptiques, il est des malades, et ce sont les plus nombreux, qu'il est impossible de classer dans l'un ou l'autre de ces groupes. Tantôt ils présentent associées les manifestations des deux névroses, tantôt la névrose est si mal caractérisée, les symptômes en sont si frustes et si incertains qu'on hésite à lui donner un nom. Ce sont des malades qui côtoient la neurasthénie sans jamais y aboutir nettement.

Les rapports des dyspepsies avec le terrain névropatique ont été de tout temps discutés. Personne n'a jamais songé à nier le fait de la coïncidence fréquente chez un même sujet d'une névrose et d'une dyspepsie : la bataille s'est livrée sur des questions de doctrine. Cela nous dispense de prendre parti. Nous reprendrons seulement un fait. Les névropathes ont une aptitude spéciale à souffrir et ils réagissent douloureusement à des excitations gastriques qui pour d'autres passeraient absolument inaperçues. Le plus, souvent il existe une cause périphérique de douleur qu'on aurait tort de négliger, mais leur système nerveux la multiplie de telle sorte qu'il n'y a plus aucun rapport entre l'excitation et la réaction. Pour M. Hayem (1), les troubles nerveux mettent seulement en lumière une dyspepsie latente. « On n'a pas tenu compte, dit-il, des états gastriques latents dont j'ai indiqué la fréquence et dont les manifestations peuvent devenir sensibles à la suite de l'intervention d'une cause qui, en apparence, est le point de départ de la maladie tandis qu'elle la fait entrer simplement dans une nouvelle phase. J'ai observé un grand nombre de cas de ce genre. Les malades sont dyspeptiques depuis longtemps, depuis plusieurs années parfois, avant de devenir neurasthéniques.

« Le diagnostic de la dyspepsie n'a souvent pas été fait et la neurasthénie se déclare sous l'influence d'une cause qui peut bien amener une perturbation nerveuse, mais qui en même temps aggrave une dyspepsie déjà existante

(1) Hayem. — *Leçons de thérapeutique,* t. iv, p. 277.

ou plutôt *fait prendre à la gastropathie une séméiologie nouvelle.* »

Il n'y a donc aucune discussion sur le fait en lui-même. Les troubles nerveux sont une *cause de douleur gastrique.*

Cette augmentation de la sensibilité épigastrique s'observe dans certaines maladies nerveuses caractérisées par des lésions anatomiques, le tabes par exemple.

Les douleurs gastriques dans le tabes ont été souvent décrites au point de vue symptomatique. M. J. Ch. Roux dans sa thèse a montré qu'il y avait pour ainsi dire constamment des lésions des fibres sympathiques à conduction centripète et a vu dans ces lésions l'explication des douleurs.

Il a montré en outre que les crises des tabétiques dyspeptiques s'amélioraient souvent par le régime et parfois même disparaissaient complètement.

On peut en explorant la S. E. des tabétiques pendant les crises et en dehors d'elles obtenir des renseignements précieux pour le pronostic et le traitement. On peut les diviser en trois classes :

1° Les malades qui ont de la S. E. nette en dehors des périodes de crises, et dont la S. E. s'accentue seulement lors des douleurs spontanées. Ceux-là sont les tabétiques dyspeptiques susceptibles d'amélioration par le régime.

2° Les malades qui ont de la S. E. seulement au moment des crises. Ceux-là sont de purs tabétiques et le régime n'a aucune action sur leurs crises.

3° D'autres enfin n'ont aucune sensibilité épigastrique

même dans les douleurs spontanées les plus vives. Ce sont tous les tabétiques anciens, dont les crises gastriques remontent à plusieurs années. Ils ont des crises fréquentes contre lesquelles on est presque désarmé. Il semble que ces douleurs paradoxales peuvent s'expliquer ainsi. Les lésions des fibres nerveuses centripètes sont telles qu'elles ne peuvent transmettre au centre nerveux l'excitation de l'instrument.

L'aggravation des phénomènes dyspeptiques et de la douleur provoquée chez les névropathes est d'observation courante.

Tantôt le malade est porteur d'une lésion anatomique nette telle qu'un cancer ou un ulcère et le choc nerveux, comme l'indique M. Hayem, met surtout en lumière une dyspepsie latente. Tantôt ce sont des névropathes, des surmenés chez lesquels le trouble nerveux semble véritablement créer la dyspepsie. Il y exerce du moins une influence prépondérante.

Les perturbations du système nerveux peuvent-elles créer véritablement des lésions gastriques ? Le fait est douteux, mais il est presque certain qu'elles troublent les sécrétions gastriques. « Chez les névropathes, écrit M. Hayem (1), les résultats de l'analyse chimique sont plus irréguliers, moins fixés d'un moment à l'autre, que chez les non-névropathes. » M. Bourget (de Lausanne) a fait la même remarque. Il a constaté de plus que les ennuis retardaient l'évacuation du contenu stomacal.

L'hyperesthésie du plexus solaire sous l'influence des

____

(1) HAYEM. — *Leçons de thérapeutique*, t. IX, p. 279.

troubles nerveux est hors de doute. M. Roux dans son
travail de la *Revue de Médecine* en cite des exemples
intéressants. Mais ses malades étaient des dyspeptiques
en cours de traitement. Les deux cas suivants concernent
des individus bien portants, n'ayant normalement aucune
sensibilité gastrique, mais ayant présenté à divers intervalles des troubles vagues de dyspepsie sensitivo-motrice.

OBSERVATION XX.

M. H..., 24 ans, étudiant en médecine.

Ce jeune homme, bien portant, présente des troubles neurasthéniques légers. Il ne souffre pas de l'estomac sauf, à de rares
intervalles, quelques troubles sensitivo-moteurs à la suite de
fatigues ou d'écarts de régime.

Au moment d'une période d'examen il est nerveux et
anxieux. Nous examinons sa S. E. le matin deux jours avant
l'examen.

S. E., 1500.

Le lendemain les craintes du candidat ont diminué. La sensibilité s'abaisse légèrement.

S. E., 2200.

Elle reste au même taux le jour de l'examen. Le candidat
est reçu et a une note satisfaisante. Immédiatement après
l'examen, la sensibilité reste à 2200, mais le malade est en
pleine période digestive.

Le lendemain matin la sensibilité est à 3000, trois jours après
elle est faible à 5000 puis disparaît.

Voici le chimisme de ce malade. Il s'écarte peu de la moyenne :

A. 211 ; T. 336 ; H. 81 ; C. 174 ; F. 81.

L'observation suivante montre le même fait.

OBSERVATION XXI.

Influence des émotions sur la sensibilité épigastrique.
Observation prise pendant un concours.

M. X..., 27 ans, névropathe, présentant de temps à autre des phénomènes de dyspepsie sensitivo-motrice.

Vendredi, X... me dit qu'il pense passer l'après-midi.

S. E. à 11 heures, 2500.

Samedi matin. L'examen a été remis au lundi.

S. E., 4000.

Lundi.

S. E. à 11 h. du matin, 2700.

— à 3 h. 1/4   2000.

— à 4 h. 20, quelques instants avant la lecture, 2000.

— 5 minutes après la lecture, 2200.

Avant que l'on donne les notes S. E. 2900.

1/2 heure après la note qui est mauvaise S. E. 2600.

Mardi matin. Après une nuit mauvaise, S. E. 1300.

Mercredi matin, 2000.

Vendredi matin, 2400.

Mardi suivant, 3000.

Mercredi, 3400.

Jeudi, 3700.

Mardi (1er janvier) pas de sensibilité épigastrique.

Le malade a un chimisme absolument normal 1 heure après le repas d'Ewald.

Ces deux observations nous paraissent d'un grand intérêt. Elles concernent en effet non des malades mais des individus bien portants. Chez le second de ces malades, on n'avait jamais depuis un an constaté de sensibilité épigastrique. L'augmentation de la sensibilité se manifesta quelques mois plus tard sous l'influence d'une émotion et avec les mêmes caractères.

Nous n'avons jamais eu l'occasion d'observer le fait chez des individus n'ayant jamais présenté de troubles dyspeptiques. Il faut sans doute pour que l'hyperesthésie se manifeste chez des individus absolument sains que les émotions et les chagrins se prolongent pendant un certain temps. Bichat avait noté la fréquence des troubles gastriques pendant les années qui suivirent l'époque révolutionnaire. « L'impression vive ressentie au pylore dans les fortes émotions, le sentiment de resserrement qu'on éprouve dans toute la région de l'estomac ; dans d'autres circonstances les vomissements qui succèdent quelquefois tout à coup à la perte d'un être chéri... tout cela n'indique-t-il pas le lien étroit qui enchaîne à l'état des passions celui des viscères de la digestion ? »

Les émotions morales et les troubles nerveux n'agissent pas seulement sur la sensibilité gastrique. Bourget note que les émotions modifient le travail digestif tant au point de vue du suc sécrété qu'à celui de l'évacuation. M. Hayem remarque que chez les névropathes la composition du suc gastrique est moins fixe, moins constante d'un jour à l'autre que chez les non-névropathes.

L'observation suivante montre l'influence que peut avoir une émotion à la fois sur la sensibilité épigastrique et sur le liquide de stase.

Observation XXII

M. C..., 34 ans, employé de chemin de fer.

A. H. nuls.

Pas d'éthylisme. — Pas de syndrome neurasthénique.

Il y a 2 ans, à la suite d'une *période de surmenage*, début des troubles gastriques (travail exagéré, sommeil insuffisant).

Les douleurs sont peu vives Pesanteur et tiraillements après le repas, régurgitation de liquide aqueux quelquefois très légèrement acide.

Pas de vomissement.

L'appétit est conservé et le malade mange beaucoup. Malgré cela, il maigrit de 13 kg. en 18 mois.

Constipation marquée qui ne cède qu'aux lavements et purgatifs.

Il existe du liquide à jeun, 80 cc. environ d'un liquide riche en HCl sans débris alimentaires.

L'exploration de la sensibilité du matin est inconstante, et varie suivant qu'il s'est plus ou moins fatigué pendant la semaine.

Quand le malade s'est reposé la sensibilité est nulle ou très faible.

11 février 1901, P. 67 kg. 800.

Le malade prend des pilules de belladone (3 chaque jour). Il est au régime de suralimentation : 2 litres de lait, viande crue: 250 gr., 50 gr. de beurre frais.

S. E. 4000.

25 février 1901. P. 69 kg.

Le malade va mieux, engraisse.

Léger clapotage à jeun.

S. E. 5000.

4 mars. Le malade a continué son régime, mais a souffert cette semaine.

Clapotage léger à jeun.

S. E. 4400.

Après cocaïne, 5000.

18 mars. P. 69 kg.

S. E. à jeun 4100.

Après extraction de liquide de stase 5000. (On a retiré 75 cc. de liquide sans débris alimentaires.)

On le mit au gavage journalier à la poudre de viande après extraction du liquide de stase (100 gr. environ de viande dans un 1/2 titre de lait).

1er avril. P. 68 kg.

Il avait chaque jour environ 100 cc. de liquide de stase sans débris alimentaires. Le malade souffre beaucoup moins, mais continue à maigrir.

16 avril. P. 66 kg. 700.

La stase avait beaucoup diminué, 20 cc. en moyenne, et le malade s'améliorait. Pendant plusieurs jours on n'a pas trouvé de stase. Mais depuis *3 jours il a passé les nuits auprès de sa femme malade. Il souffre davantage* et il a 80 cc. de stase.

S. E. 2700.

22 avril. P. 66 kg. 900.

Le malade continue à souffrir, et la stase reste considérable. Le 17, 175 cc., le 18, 100 cc., le 19, 200 cc., le 20, 80 cc., le 21, 25 cc.

S. E. 2600.

Le 6 mai. P. 68 kg. 800.

Depuis 15 jours le malade va mieux. Il a eu plusieurs jours de suite l'estomac complètement vide à jeun.

S. E. nulle.

20 juin. Le malade a eu la diphtérie suivie de douleurs articulaires.

Il a maigri de 4 kg. On le remet au vidage d'estomac et aux gavages.

25 juillet. P. 70 kg 200.

La stase a disparu depuis 15 jours. Le malade va mieux.

Rg. n° 2.

30 octobre. P. 71 kg. 500.
Le malade n'a plus de stase.
  S. E. 4000.
17 février 1902. P. 75 kg. 100
Le malade va beaucoup mieux.
Pas de stase.
Résultats du repas d'Ewald.
A. 299, T. 488, H. 248, C. 109, F. 131.

Parfois enfin on voit les chagrins, les deuils produire
des troubles gastriques graves. Un malade de M. Mathieu
souffrait depuis 5 ans d'un ulcus gastrique. Il a eu pendant ce laps de temps 4 hématémèses et toutes les quatre
sont survenues dans des conditions identiques. A la
suite de deuils de famille le malade commençait par
éprouver des douleurs extrêmement vives. Puis survenait une hématémèse et les douleurs diminuaient beaucoup. Quatre fois en 6 ans la même série d'accidents se
reproduisit.

Nous pouvons conclure maintenant. Les troubles nerveux, les émotions morales nous paraissent avoir sur la
sensibilité gastrique une action indéniable. Ils agissent
directement en augmentant l'excitabilité du système nerveux, indirectement en troublant le fonctionnement chimique et mécanique de la digestion. Suivant les cas
l'une des deux influences est seule en cause ou toutes
deux combinent leur action.

Il nous reste à étudier maintenant les causes de la
douleur dans les dyspepsies dites secondaires. Nous pou-

vons les répartir en deux groupes. Certaines maladies chroniques, la tuberculose, la chlorose, etc.,semblent agir sur l'estomac par l'intermédiaire de la nutrition générale. Toutes les fonctions s'accomplissent dans de mauvaises conditions, les fonctions digestives comme les autres. Mais la question est souvent très complexe. Même en laissant de côté l'existence antérieure possible d'une dyspepsie latente, on voit que les médicaments par exemple peuvent créer chez ces malades une véritable gastrite.

Quant aux dyspepsies secondaires aux maladies utérines, aux lithiases, à des troubles intestinaux prolongés, aux ptoses, elles paraissent reconnaître pour cause des troubles nerveux.

Les organes abdominaux reçoivent par le sympathique la majorité de leurs fibres sensitives, et les divers plexus s'anastomosent abondamment l'un avec l'autre.

Toute douleur abdominale retentit sur l'ensemble des plexus et on voit fréquemment des troubles intestinaux provoquer des douleurs épigastriques en l'absence de tout trouble douloureux d'origine gastrique.

C'est, semble-t-il, par l'hyperesthésie qu'elles provoquent dans le système nerveux sympathique, que les douleurs utérines provoquent des phénomènes dyspeptiques. Les relations étroites des nerfs des canaux biliaires avec le plexus cœliaque expliquent la fréquence des hyperesthésies gastriques dans les coliques hépatiques, et il est très fréquent, comme le remarquait Laségue, de voir attribuer à l'estomac des douleurs qui ont leur point de départ dans la migration d'un calcul.

Je préfère expliquer les troubles gastriques par ces étroites connexions nerveuses plutôt que d'invoquer des sympathies problématiques.

C'est pendant les règles ou dans la constipation habituelle qu'il est le plus facile d'étudier la modification de la sensibilité.

Nous en empruntons deux exemples au travail de M. Roux.

OBSERVATION XXIII

B... Maurice. Dyspepsie sensitivo-motrice douloureuse et entéro-colite muco-membraneuse.

S. E. : 1000 gr.

A la suite de lavages intestinaux quotidiens :

S. E. : 2500 gr.

OBSERVATION XXIV

M. B... Dyspepsie sensitivo-motrice.

1er mai. S. E. à jeun : 5000 gr.

2 mai. Elle commence à souffrir de ses règles.

S. E. à jeun : 3000 gr.

6 mai. Les règles sont venues cette nuit. Douleurs dans les reins et dans le ventre.

S. E. : 1500 gr.

Nous pouvons maintenant résumer ce long exposé. On peut souffrir parce que l'estomac est lésé, parce que son chimisme est troublé ou les aliments mal choisis. C'est là ce que nous appelons les causes périphériques de douleur. L'excitation partie de l'estomac rencontret-elle un système nerveux prêt à réagir douloureusement, les phénomènes dyspeptiques apparaissent. Le terrain névropathique héréditaire ou acquis, l'hérédité gastrique, soit par l'infériorité originelle de l'organe, soit par les préoccupations qu'elle crée, ont une part très importante dans l'apparition des troubles dyspeptiques. L'excitation périphérique n'est pour ainsi dire que l'occasion des douleurs gastriques. Ce qui donne à celles-ci leur forme et leur durée c'est l'état du système nerveux.

La variété presque infinie des phénomènes dyspeptiques s'explique dès lors facilement.

On peut dire que chaque malade est dyspeptique à sa façon. Le rôle du médecin est de trouver la part respective de l'élément périphérique et de l'élément central dans la production des phénomènes morbides. L'irritation gastrique est-elle prépondérante, le régime sera notre principal auxiliaire ; est-elle au contraire au second plan, ce sera surtout l'élément névropathique, l'état général du malade qu'il faudra traiter, tout en diminuant par le régime les occasions des souffrances.

DE L'UTILITÉ DE L'EXPLORATION DANS LA SENSIBILITÉ ÉPIGASTRIQUE POUR LE PRONOSTIC ET LE TRAITEMENT DES DYSPEPSIES

L'examen de la sensibilité peut rendre de grands services au point de vue du pronostic et du traitement.

« A l'aide de l'esthésiomètre, dit M. Ruillier, nous pouvons régler d'une façon presque mathématique le régime à instituer pour nos malades. Si, après quelques jours de traitement, le malade accuse une amélioration et que le point épigastrique reste aussi douloureux qu'au début, nous devons rester en éveil, savoir que le feu couve sous la cendre et que les phénomènes dyspeptiques pourront se manifester de nouveau aussi intenses qu'aux premiers jours ; au contraire, si nous constatons une diminution de douleur à la pression du point épigastrique, nous pourrons être presque sûr que notre malade est en bonne voie de guérison. »

Nous avons très souvent eu l'occasion de vérifier la vérité de ces observations. Nous voudrions cependant y ajouter quelques remarques.

Dans les gastrites, dans l'ulcus, la sensibilité diminue très lentement en général, même lorsque le malade n'accuse plus depuis longtemps de douleurs spontanées. On voit souvent des malades enhardis par cette disparition des douleurs, se remettre au régime ordinaire avec ou sans l'approbation de leur médecin.

Au début ils supportent souvent très bien cette alimentation, mais petit à petit les douleurs reparaissent et le malade se trouve dans un état plus défavorable au traitement. Plus on s'éloigne, en effet, du début d'une lésion plus la guérison en est longue et incertaine.

Dans l'ulcus en particulier, nous avons pu très souvent observer cette disparition rapide des douleurs spontanées alors que la sensibilité épigastrique restait assez forte. Cela est surtout fréquent à la suite des hématémèses. Très souvent l'hémorragie est suivie d'une sédation rapide des phénomènes douloureux, et cette amélioration n'est pas toujours due au régime suivi. Nous avons vu deux malades chez lesquels l'hémorrhagie gastrique avait brusquement mis fin à des douleurs très vives. Ils n'avaient cependant rien changé à leur régime et continuaient à manger de la viande et à boire du vin. Chez l'un l'absence des phénomènes douloureux se prolongea six mois. Au bout de ce temps, il recommença à souffrir et dût solliciter son admission à l'hôpital.

La disparition de la sensibilité dans l'ulcus retarde beaucoup, de plusieurs semaines et souvent de plusieurs mois sur celle des douleurs spontanées. Tant que cette sensibilité n'est pas redevenue normale, le régime doit être maintenu dans sa sévérité, à moins d'indications contraires pressantes, comme un dégoût absolu du lait.

En se départissant de cette règle de conduite le médecin s'expose à voir revenir à plus ou moins longue échéance les douleurs gastriques.

Trousseau insistait sur l'importance de la durée du traitement qui devait, disait-il, être prolongé au moins deux ans.

Peu de malades auraient cette docilité, mais il nous paraît indispensable d'attendre au moins la disparition complète de la sensibilité épigastrique.

J'ai dit les indications de traitement que fournissait l'existence de la sensibilité dans l'intervalle des crises tabétiques. Le régime doit être sévère, et à l'époque du retour habituel des crises on se trouvera généralement bien du régime lacté exclusif.

Il est plus difficile d'agir sur les troubles créés par l'état nerveux. Les causes qui le produissent échappent souvent à notre action. L'influence heureuse du repos physique est bien connue, surtout quand il ne nuit pas au repos moral, comme cela arrive souvent dans la clientèle hospitalière. Chomel qui avait bien étudié les causes morales de la dyspepsie, consacre à leur traitement un curieux chapitre intitulé « Des œuvres actives de charité comme moyen de traitement des dyspepsies » : « Une vie consacrée à cette charité active qui porte sa récompense avec elle et qui chaque jour est plus douce à qui la pratique devient un moyen puissant de rétablir une santé profondément altérée... Je puis affirmer, médicalement parlant, que ce sera temps et argent bien employés et surtout placés à gros intérêt, surtout si les malades persévèrent dans cette voie, s'ils s'en font une obligation réelle, un devoir quotidien que rien n'interrompe. »

Au point de vue du pronostic, l'examen de la sensibilité me paraît comme à Ruillier avoir une certaine valeur, mais il faut interpréter les résultats qu'elle fournit tout autrement qu'il ne l'indique. « Il est certain, dit-il, qu'un malade qui réagit à une pression de 5.000 gr. est atteint d'une dyspepsie beaucoup moins grave ou en tout cas beaucoup moins intense qu'un autre qui réagit à 1.000 ou 2.000. »

Cette affirmation doit être formellement contredite. Il n'existe aucun rapport entre la gravité d'une dyspepsie et le degré d'hyperesthésie gastrique. Jamais Roux n'a prétendu donner une formule aussi simple que les faits d'ailleurs contredisent tous les jours.

Il faudrait d'abord définir le mot gravité. Nous sommes habitués en effet dans les maladies aiguës et dans le plus grand nombre des maladies chroniques, à n'envisager le pronostic qu'au point de vue de la vie. Le malade doit-il survivre, nous émettons un pronostic favorable. Ce n'est pas ainsi que l'entendent les dyspeptiques.

A côté des dyspepsies graves quant à la vie, il y a les dyspepsies graves quant à la durée. Le pronostic des premières, est tiré de la nature de la lésion comme dans le cancer, ou de sa localisation comme dans l'ulcère. L'obstacle apporté à la nutrition par la maladie gastrique est évidemment ici d'une grande importance. Que la sensibilité soit faible ou forte, peu importe. Un néoplasme gastrique peut amener la mort sans modifier jamais la sensibilité. La maladie est grave du fait même de la lésion, les troubles de sensibilité qu'elle provoque sont bien accessoires.

Il n'existe pas davantage un rapport direct entre le chiffre de la pression qui provoque une douleur, et la durée plus ou moins longue des troubles gastriques. Le pronostic n'est pas dans ces formules mathématiques. Mais l'étude prolongée de la sensibilité épigastrique, l'influence qu'ont sur elle le régime et l'augmentation de poids, les caractères mêmes de la douleur provoquée aident beaucoup à formuler un pronostic.

Nous avons signalé plus haut l'absence de la sensibilité épigastrique à jeun chez les hyperchlorhydriques névropathes, chez lesquels les écarts de régime ne peuvent être incriminés. Les observations ont montré que si la disparition des douleurs survenait très vite, le retour des crises était fréquent. La névrose y joue un rôle prépondérant. Et en effet quand l'hyperesthésie gastrique n'est pas manifestement sous la dépendance d'une irritation gastrique, le pronostic de la dyspepsie est le pronostic même de l'état nerveux.

On sait que chez les neurasthéniques, l'influence de l'augmentation de poids sur les phénomènes nerveux sert merveilleusement au pronostic. Nous avons fait la même constatation pour la sensibilité épigastrique.

La courbe de sensibilité est-elle parallèle à la courbe des poids, le pronostic est favorable ; si ce rapport est brisé, le pronostic est des plus sombres. Dans les gastrites elles-mêmes, le parallélisme du poids et de la diminution de sensibilité est d'un pronostic favorable. Nous en donnons trois observations typiques.

Observation XXV

Mme M...., 32 ans, 6 juin 1900.

A. H., son père souffrait de l'estomac.

A. P., nervosisme marqué.

Souffre de l'estomac depuis l'âge de 20 ans. A ce moment elle avait des douleurs tardives (2 à 3 h. après le repas), violentes et calmées par l'ingestion d'aliments. Elle fut traitée par des ferrugineux prolongés 4 ans. Les douleurs continuent.

Après son mariage (25 ans) elle cessa pendant quelques années de souffrir de l'estomac.

Il y a 3 ans, grande hématemèse (1/2 cuvette); 4 heures après elle rendit à nouveau un gros caillot sanguin. Quelque temps après nouvelle interruption des douleurs.

Eut quelques douleurs violentes aussitôt après le repas avec douleur rachidienne. On la mit au régime lacté qui calma ses douleurs. Mais elle n'a jamais suivi rigoureusement son régime et dès que les douleurs cessaient elle mangeait et souffrait à nouveau.

En mars 1900. Nouvelle hématémèse abondante. Elle est mise au lait et aux œufs crus et cesse de souffrir.

Actuellement elle prend des potages, du poisson et recommence à souffrir.

Constipée. Pas de glaires.

Examen :

Pas de douleur du cœcum et de l'S iliaque.

Rein mobile.

Foie abaissé (déborde de deux travers de doigt les F. C.).

S. E., *très vive.*

Trait. Rég. lacté absolu.

3 juillet : P. 47 k.

La malade va bien.

S. E. diminuée : 3.000.
Grand appétit.
11 juillet. P . 47 k.

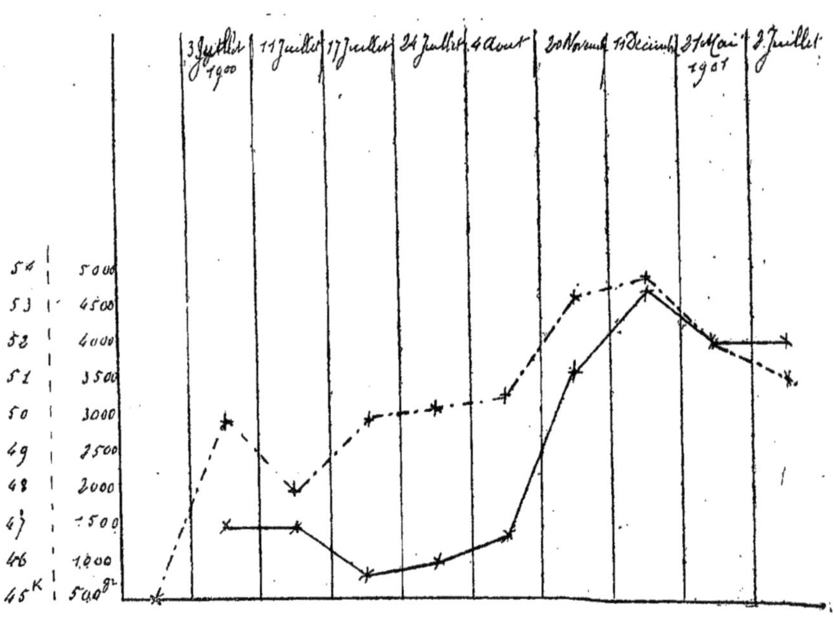

Ulcus gastrique. On remarque le parallélisme de la courbe de
sensibilité et de la courbe de poids.

SE   - - - - - - - -
Poids   ————

La malade fait des excès alimentaires et recommence à
souffrir.
S. E. : 2000.
17 juillet. P. 45 k. 800.
S. E. : 3.000.

24 juillet. P. 45 k. 900.

La malade va bien.

S. E. : 3100.

Continuer régime lacté.

Le 4 août. P. 46 k. 500.

Pas de douleur. Etat satisfaisant.

S. E. 3300.

Le 20 novembre. P. 51 k. 500.

La malade va très bien.

S. E. 5000.

Rég. n° 2.

Le 19 décembre. P. 53 k. 300.

La malade va très bien et ne souffre plus.

S. E. 4700.

21 mai 1901. P. 52 k.

La malade va bien.

Deux heures après, un peu de pain et de lait.

S. E. 4000.

Après bismuth 5000.

2 juillet 1901. P. 52 k.

La malade s'est fatiguée depuis quelque temps.

S. E. 3500.

OBSERVATION XXVI

Mme B., 47 ans, ménagère. 12 décembre 1900.

Nervosisme. Crises de nerfs sans perte de connaissance.

Pas d'éthylisme.

Ménopause il y a un an.

Les premiers troubles gastriques remontent à 2 ans et demi, et consistaient seulement en une sensation de faim douloureuse cessant dès que la malade avait mangé.

MILLON

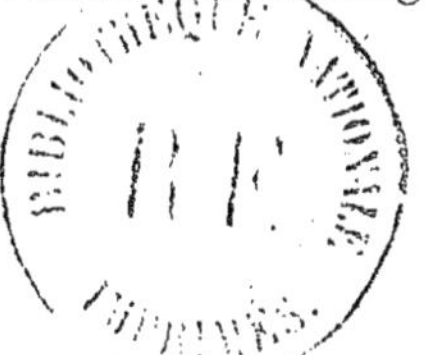

7

Il y a 6 mois à la suite d'une émotion, elle eut le même jour
trois crises de nerfs. Brusquement le jour de la crise elle fut
prise de douleurs gastriques qui vont plutôt en s'atténuant. Ce
sont toujours des phénomènes de faim douloureuse apparaissant

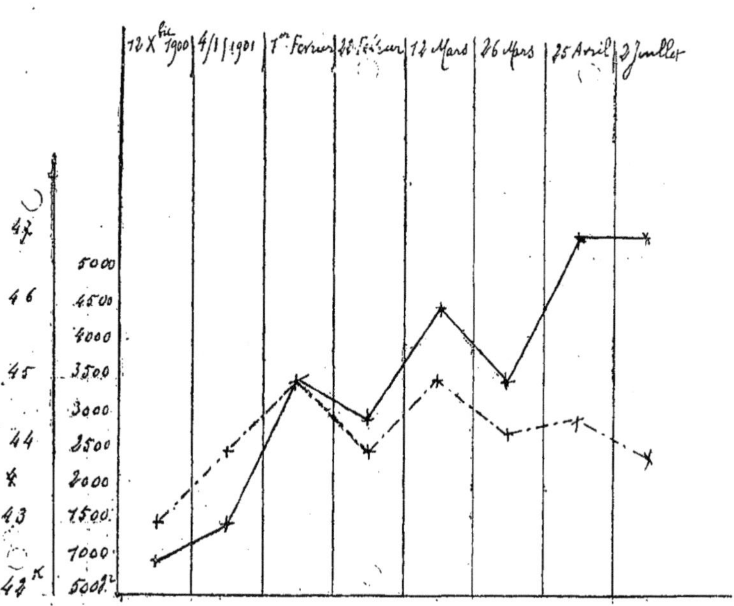

Troubles dyspeptiques chez un neurasthénique amaigri.
La courbe de poids et de sensibilité sont parallèles

SE - - - - - - - -
Poids ————

même avant le petit déjeuner. Après le repas elle a du ballonnement et une douleur épigastrique à chaque inspiration qui
l'inquiète beaucoup. Elle a aussi des borborygmes
Pas de vomissements.

Constipation avec glaires.

Syndrome neurasthénique.

Mange très peu. A maigri de 7 kilos.

Examen : P. 42 kil. 700.

S iliaque douloureuse à la pression.

Rein mobile 3e degré.

Foie petit dépassant légèrement les fausses côtes dans l'inspiration.

Gastroptose.

S. E. 1500.

Chimisme moyen. A 182, T 328, H 29, C 153, F 146.

Traitement : 15 jours de lit, 3 litres de lait puis 4 litres.

4 janvier 1901 : P. 43 kilogrammes.

La malade a suivi son régime et est améliorée.

S. E. 2500.

1er février 1901 : P. 45 kilogrammes.

La malade va mieux.

S. E. 3600.

22 février 1901 : P. 44 kil. 400.

S. E. 2500.

Ceinture abdominale.

12 mars 1901 : P. 46 kilogrammes.

La malade va mieux.

S. E. 3500.

26 mars 1901 : P. 45 kilogrammes.

S. E. 2700.

Après cocaïne 2800.

Traitement : Rg. n° 1. Sulfate de soude, 4 litres de lait.

25 avril 1901 : P. 47 kilogrammes.

La malade va mieux.

S. E. 3000.

2 juillet 1901 : P. 47 kil. 300.

S. E. 2500.

Après bismuth 2500.

Observation XXVII

Mme L..., couturière, 28 ans, 6 juin 1900.

N'a jamais fait de maladie grave.

Très nerveuse. Pleurs faciles. Idées noires.

Pas de crises de nerfs, pas de sensation de boule ni d'étouffement.

Insomnies avec céphalée apparaissant vers le matin et disparaissant quelques heures après le lever.

A toujours souffert de l'estomac. Depuis qu'elle se connaît, dit-elle. Elle n'avait pas de douleur, mais une *sensation continue de pesanteur.*

Ses digestions lui paraissaient interminables. Elle ne porte jamais de corset parce que la pression la gêne.

Jamais de vomissements mais nausées assez fréquentes pendant les mois de printemps.

Très constipée.

N'a pas sensiblement maigri.

Examen : P. 44 kil. 900.

Pas de douleur cœcale ni sigmoïdienne.

Rein mobile 1er degré.

Foie abaissé. H. 6 ou 7 cm.

Pas de clapotage à jeun.

Traitement Rg. n° 1. Douches.

20 octobre 1900 : P. 48 kilogrammes.

La malade va assez bien.

11 janvier 1901 : P. 49 kil. 900.

La malade va assez bien.

S. E. nulle.

12 mars 1901 : P. 53 kil. 300.

La malade va bien et continue son régime.

S. E. 3000.

19 mars 1901 : P. 52 kilogrammes.

S. E. 2700.

Après cocaïne : 2400.

7 mai 1901 : P. 47 kilogrammes.

S. E. 3300.

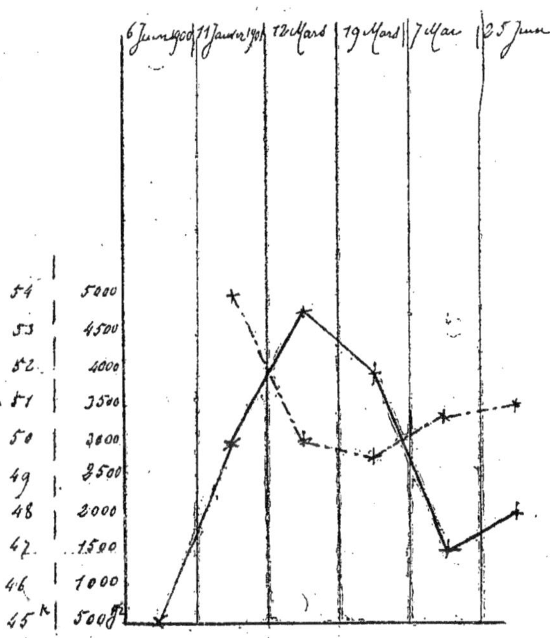

Troubles dyspeptiques chez une névropathe peu amaigrie.
Aucun parallélisme entre le poids et la sensibilité.

SE ────────
Poids ──────

Après bismuth 3300.

25 juin 1901 : P. 48 kil. 200.

La malade va mieux et est moins fatiguée.

Sensibilité étendue à toute la région épigastrique 3500.

La malade continue à éprouver les mêmes troubles.

Nous arrivons ainsi à cette conclusion générale que ce qui fait le pronostic d'une dyspepsie, ce n'est pas tant l'augmentation de sensibilité que sa cause.

Une lésion ou une irritation périphérique en est-elle l'origine, le pronostic de la maladie est le pronostic même de la lésion. La maladie relève-t-elle de l'état nerveux, du moins comme facteur étiologique principal, elle suivra les fluctuations de la névrose, s'atténuera ou disparaîtra comme elle ou au contraire persistera.

Mais ces dyspepsies des névropathes, graves quant à la durée, restent bénignes quant à la vie. Ces malades dont la sensibilité gastrique est si vigilante sont par là même à l'abri d'une foule d'excès et d'intoxications alimentaires auxquelles les hommes d'ordinaire ne prennent pas garde. Ils sont intéressés au bon état de leur santé et on les voit assez souvent par une manifestation curieuse de l'instinct de conservation s'éviter autant que possible les émotions morales et former autour d'eux un entourage attentif à les ménager. Ce sont d'éternels valétudinaires et des valétudinaires éternels. La crainte constante des petites souffrances leur épargne les vraies maladies. Leur existence est, si l'on veut, précaire ; mais elle gagne en durée ce qu'elle perd en intensité.

DE L'INFLUENCE DES ANESTHÉSIQUES
SUR LA SENSIBILITÉ ÉPIGASTRIQUE
ÉTUDE SPÉCIALE DE L'ACTION DU BISMUTH

A l'aide de l'esthésiomètre nous avons voulu nous ren-
dre compte de l'action des anesthésiques les plus usuels.
Nos recherches sur ce point n'ont pas confirmé celles de
M. Roux.

Nous n'avons pas étudié ces anesthésiques au point de vue
de leur action thérapeutique. Les anesthésiques qui n'ont
donné dans nos recherches aucun résultat constant, peuvent cependant produire d'excellents effets dans le traite-
tement des dyspepsies. D'abord nous ne pouvions étudier
que l'action immédiate de ces médicaments. Il se peut
très bien que l'eau chloroformée par exemple ait besoin
pour agir d'un temps assez long et toutes nos mensura-
tions ont été faites cinq minutes après l'ingestion du
médicament.

Nous avions encore soin d'éliminer l'élément psychique
en laissant ignorer au malade la nature du médicament
ingéré. De plus, nos recherches étaient faites à jeun, et

l'action des anesthésiques doit être différente lorsque l'estomac est excité par les ingesta.

Ces réserves faites, nous allons exposer les résultats obtenus.

L'eau chloroformée paraît à jeun à peu près sans action. Les cas où nous avons constaté sous son influence un abaissement de la sensibilité épigastrique sont très rares.

Une solution contenant un centigramme de cocaïne a une action beaucoup plus nette. Mais elle est très inconstante. Nous n'avons pu établir aucun rapport entre la forme clinique et la cause de la dyspepsie et l'action de la cocaïne. Toutefois chez certains nerveux la sensibilité épigastrique augmentait après l'ingestion de cocaïne.

La potion de Rivière produit également une analgésie inconstante. Il arrive même que la distension gastrique produise des contractions péristaltiques douloureuses.

L'acide tartrique n'augmente généralement pas la sensibilité épigastrique. Toutefois chez les éthyliques, surtout chez ceux qui ont des pituites, il provoque une sensation de brûlure rétrosternale qui nous a paru caractéristique.

Le bismuth au contraire a une action analgésiante nettement définie. Nous allons l'étudier en détail.

L'atténuation des douleurs gastriques sous l'influence du bismuth est très anciennement connue.

En 1786, Odier de Genève publie un article intéressant sur « les Effets du magistère de bismuth donné intérieurement comme antispasmodique. »

Il eut à traiter un malade qui se plaignait depuis

quelques jours de violentes crampes d'estomac immédiatement après le repas. Ces crampes duraient deux à trois
heures et se terminaient par le vomissement.

Le bismuth employé à dose très faible, 1 grain quatre
fois par jour, le guérit si parfaitement qu'il n'eut plus
aucun retour du mal.

Instruit par cette expérience il le donna depuis à 77
autres malades. Il remarqua que la dose eut très souvent
besoin d'être augmentée.

Il donnait d'emblée 3 grains et montait jusqu'à 12.
Le malade prenait ainsi environ 3 grammes de bismuth
par jour.

Odier ne signale aucun inconvénient grave. Quelquefois ses malades avaient des vomissements, de la *diarrhée*,
de la constipation, une chaleur incommode dans la poitrine. Mais ces accidents cessaient vite et disparaissaient assez souvent quand on augmentait la dose. « Je
n'ai eu, dit-il, d'autre raison de discontinuer ce remède
que celle de son inutilité.

Quant aux effets curatifs du remède, voici ce qu'il signale :

36 malades ont été parfaitement guéris. La plupart
étaient affectés de crampes ou de douleurs violentes à
l'estomac après le repas. « C'est surtout dans ces cas-là
que j'ai employé le bismuth avec un succès bien supé-
rieur à celui des autres remèdes. »

Il signale aussi quelques succès dans les douleurs d'estomac dont se plaignaient quelques femmes enceintes.

Il n'a au contraire réussi que rarement dans d'autres
maladies nerveuses dépendantes de « l'irritabilité géné-

râle du sensorium plutôt que de celle de l'estomac en particulier, telles que l'hystérie et l'épilepsie ». Il est impossible de savoir si l'auteur désigne ici les dyspepsies nerveuses, ou s'il employait le bismuth comme un sédatif nerveux analogue au bromure par exemple. La seconde hypothèse me paraît la plus probable, car elle concorde mieux avec cet autre passage du même travail: « La plus grande partie des malades (auxquels le bismuth a été inutile) étaient des personnes infirmes, depuis longtemps attaquées de maladies graves dans lesquelles les crampes d'estomac et autres accidents nerveux n'étaient point idiopathiques et tenaient à quelque affection organique plutôt qu'à un simple excès d'irritabilité. »

Nous interprétons tout autrement les faits. Les malades affectés de crampes ou douleurs violentes d'estomac aussitôt après le repas étaient très probablement des ulcéreux et chez eux le bismuth agissait. Il restait inefficace au contraire dans les dyspepsies nerveuses, lorsque les douleurs ne tenaient pas à une cause organique. Malgré cette erreur d'interprétation le mémoire d'Odier méritait d'être cité car c'est à lui qu'on doit l'emploi du bismuth dans les affections gastriques.

Trousseau recommande le sous-nitrate de bismuth dans l'ulcère simple. « Trois fois par jour au moins une heure avant le repas, je fais prendre un paquet de 2 à 3 grammes de sous-nitrate de bismuth. En confiant le médicament à l'estomac vide j'ai l'intention de rendre son action plus immédiate et par conséquent plus efficace...

« Le bismuth dans ces cas agit comme il le fait dans

le pansement des plaies... Il forme réellement la base du traitement de l'ulcère simple. »

Fleiner fait un véritable pansement de l'ulcère.

Après avoir pratiqué le lavage de l'estomac il introduit par le tube 10 à 20 grammes de sous-nitrate de bismuth en suspension dans 200 cc. d'au.

Il fait ensuite prendre au malade une position telle que le bismuth vienne au point le plus déclive se déposer à la surface de l'ulcération.

(Fleiner cité par M. Mathieu, *Thérapeutique des maladies de l'estomac*, page 277.)

Pour Trousseau et pour Fleiner, le sous-nitrate de bismuth agit donc sur les ulcérations gastriques. Il aide peut-être à la cicatrisation, agissant, dit Trousseau, comme agent topique.

Il calme certainement les douleurs. Parfois il les supprime complètement, parfois il les diminue seulement. Il est rare qu'il reste sans action.

Par contre, Soulier de Lyon est très réservé sur l'emploi du bismuth en cas d'ulcération de la surface digestive. « Il faut, dit-il, employer le sel de bismuth avec prudence. J'estime que la dose de 10 grammes par jour ne doit pas être dépassée. »

Il le recommande au contraire lorsqu'il s'agit de troubles dyspeptiques simples.

Nous avons dans la mensuration de la S. E. un moyen précis de nous rendre compte de l'action analgésiante de bismuth. Nous l'avons étudiée chez 27 malades.

L'exploration a toujours été faite *à jeun*, car nous tenions à nous placer dans des conditions identiques.

La présence d'une quantité notable d'aliments gêne d'ailleurs beaucoup l'action du bismuth. Elle disparaît complètement le plus souvent, parfois elle est seulement moins nette. Ce fait n'est d'ailleurs que la confirmation de l'expérience clinique. Tous les auteurs recommandent de faire prendre le bismuth un certain temps avant le repas.

La méthode d'exploration est des plus simples. Les malades sont explorés d'abord couchés sur le dos. On mesure plusieurs fois la sensibilité épigastrique, et on note avec soin le chiffre obtenu ou les chiffres obtenus ; si l'impression douloureuse à la pression est nette, ces écarts ne dépassent guère 500 grammes. Quand ces chiffres sont dépassés, on a toujours affaire, comme nous l'avons dit dans un chapitre précédent, à un malade qui redoute l'exploration, très impressionnable ou peu intelligent et qui se plaint avant de souffrir. Le cas est du reste rare. En même temps que le chiffre obtenu il faut noter l'*endroit précis où portait la pression*. Un écart de 2 à 3 centimètres fait varier notablement la sensibilité. Le plus simple est d'indiquer l'endroit d'un trait de plume.

On fait alors prendre au malade 10 grammes de bismuth délayés dans un demi-verre d'eau. Il se couche ensuite sur le dos; 4 à 5 minutes après, l'action analgésiante doit se produire.

Supposons que le résultat soit négatif, il ne faut pas se hâter de conclure que l'estomac ne réagit pas au bismuth. Fleiner enseignait que le bismuth agissait localement en formant une sorte d'enduit à la surface de l'ulcération et il attachait une grande importance à la position donnée au malade. Après avoir constaté un résultat négatif dans le décubitus dorsal, nous plaçons le malade pendant cinq minutes dans le décubitus latéral droit ou latéral gauche ou ventral et nous explorons à nouveau après l'avoir replacé dans le décubitus dorsal. La diminution, si elle existe, est alors très nette.

Les malades que nous avons examinés par cette méthode sont au nombre de 27. Chez la moitié d'entre eux (15) l'exploration a donné des résultats positifs.

Prenons d'abord les cinq malades chez lesquels la lésion gastrique a pu être constatée au cours d'une opération ou à l'autopsie.

OBSERVATION XXVIII

M. M..., comptable, 31 ans.

Ethylisme au régiment. A gardé ces habitudes jusqu'au début de sa maladie, il y a 18 mois.

Pas de nervosisme.

Il avait, au début, des douleurs crampoïdes peu intenses survenant vers 3 heures de l'après-midi. Elles ont beaucoup augmenté d'intensité et durent deux heures environ.

S. E. 2500.

Le malade, mis au régime, est soulagé pendant quelque temps.

Une cure de bismuth l'améliore beaucoup. A la suite de cette cure, la S. E. à jeun devient nulle.

Quelques jours après, le malade s'étant alimenté trop rapidement, est repris de douleurs extrêmement vives. On le remet au lait et au bismuth et, de nouveau, le malade s'améliore.

Exploration au bismuth.

À jeun, avant l'exploration :

S. E.: 3800.

Cinq minutes après une prise de bismuth, le malade ayant été mis dans le *décubitus latéral* droit.

S. E.: 4500.

Trois mois après, le malade fut opéré dans le service de M. Reynier. La gastro-entérostomie permit de constater un *rétrécissement du pylore dû à un ulcus.*

OBSERVATION XXIX

Mme R..., ménagère, 42 ans.

Présente depuis six ans des douleurs gastriques très intenses qui suivent l'ingestion des aliments, l'appétit est conservé.

La S. E. à jeun varie de 3000 à 4000.

Après avoir pris 10 grammes de bismuth et être restée dans le décubitus latéral droit pendant 10 minutes :

S. E.: 4500 à 5000.

La malade a été opérée par M. Poirier, qui a trouvé un vaste ulcère cratériforme adhérent au foie, situé sur la petite courbure.

OBSERVATION XXX

M. M..., 51 ans, employé.

Cet homme est malade depuis six mois. Il a été opéré par M. Poirier pour des vomissements de stase.

L'opération a permis de constater un néoplasme pylorique. La pylorectomie est impossible. On fait la gastro-entérostomie.

Nous avons pu l'examiner cinq mois après l'intervention.

S. E. à jeun : 3500.

Cinq minutes après une prise de bismuth et de décubitus latéral droit : 4900.

Observation XXXI

M. P..., employé de bureau, 40 ans.

Souffre de l'estomac depuis cinq ans, Depuis deux ans les douleurs sont fortes et sont suivies de vomissements. Jamais d'hématémèse ni de mélæna.

Acide lactique, 0.

A., 306.

T., 448.

H., 142.

C., 139.

F., 167.

S. E. à jeun : 4000.

Après bismuth et décubitus dorsal et latéral droit : 5000.

La dernière mensuration est seule notée.

Ce malade a fait 2 cures de bismuth qui calmaient ses douleurs.

Le malade a été l'objet d'une tentative d'intervention.

Une transformation épithéliomateuse étendue rendait la gastro-entérostomie impossible.

Observation XXXII

M. P..., distillateur, 35 ans.

Le malade dit ne pas boire d'alcool, mais en respire les vapeurs.

Il a des cauchemars et des pituites.

Très névropathe.

Il y a neuf ans, il a eu une crise de douleurs violentes survenant une demi-heure après le repas. On l'a mis pendant quatre ans au lait, aux œufs et à la viande crue, et il a cessé de souffrir.

Il y a trois semaines, sans cause apparente, retour des douleurs, très violentes, en forme de crampes, survenant quatre heures après le repas, durant environ une heure.

On soigne le malade plusieurs mois sans grand résultat. Il ne suivait d'ailleurs qu'imparfaitement son régime.

Le diagnostic porté était gastrite éthylique.

On l'explore au bismuth et on a les résultats suivants :

S. E. à jeun : 1700.

Après bismuth et décubitus latéral droit : 2300.

On pense à une ulcération juxta pylorique et on le fait entrer à l'hôpital.

Mort trois mois après, suivie d'autopsie. On constate une généralisation cancéreuse au péritoine. Il existe sur la petite courbure un gros champignon néoplasique, mou et friable. La tumeur est limitée et n'infiltre pas les parois stomacales.

Dans ces cinq cas l'action du bismuth a été très nette. Le bismuth porté sur la surface d'un ulcus ou d'un néoplasme gastrique ulcéré produit une action analgésiante. Aucun doute ne peut subsister à cet égard. Il n'existe aucune différence dans l'action analgésiante immédiate du bismuth, qu'il s'agisse d'un ulcus ou d'un néoplasme. Il ne m'a pas paru qu'il en fût de même de son action thérapeutique, ce qui se conçoit aisément, l'ulcus au rebours du néoplasme tendant naturellement à la guérison. Cependant même dans le néoplasme le bismuth peut amener une disparition complète des douleurs,

Examinons maintenant les autres cas dans lesquels l'exploration par le bismuth a donné des résultats positifs.

OBSERVATION XXXIII

M. F..., charretier, 58 ans.

N'a jamais souffert de l'estomac antérieurement.

Début des douleurs il y a un an.

Dégoût électif pour la viande.

Amaigrissement de 12 kilos depuis 7 mois.

Teint jaune, forces très diminuées.

A la palpation de la région gastrique, on ne sent pas de tumeur, mais on provoque une douleur vive de la région gastrique, du côté gauche.

S. E. à jeun, 2500.

Après bismuth et décubitus ventral : 3500.

OBSERVATION XXXIV

M. D..., grainetier, 47 ans.

Ne souffre de l'estomac que depuis trois mois.

Douleur peu vive mais presque continuelle, dégoût de la viande, le malade la mâche volontiers, mais éprouve un dégoût insurmontable quand il s'agit de l'avaler.

Ni vomissement ni mélæna.

Amaigrissement très notable.

On sent sur la ligne médiane au-dessus de l'ombilic une tumeur qui transmet les battements de l'aorte.

S. E. à jeun, 2000.

S. après bismuth et décubitus dorsal, 2800 à 3000.

OBSERVATION XXXV

M. W..., comptable, 50 ans.

Début des troubles gastriques il y a un an sans cause appréciable.

Douleurs tardives en forme de crampes survenant vers 4 à 5 heures et cessant par l'ingestion d'aliments.

Amaigrissement progressif de 13 kilos.

Anorexie élective. Perte des forces très marquée.

Examen, la palpation est difficile. Défense de la paroi à gauche, la région gastrique est à gauche douloureuse à la pression.

S. E. à jeun, 2000.

S. après bismuth et décubitus dorsal, 3000.

Après 10 m. de décubitus latéral gauche, 3500.

Voici donc trois nouveaux cas de néoplasme dans lesquels l'action analgésiante du bismuth a été très nette.

Observation XXXVI

Mme Au..., 47 ans.

Souffre de l'estomac depuis six mois. Les douleurs ont augmenté progressivement. Elles débutent aussitôt après le repas et sont très violentes à crier. Brûlures. Douleurs en broches.

La malade entre à l'hôpital ayant eu la veille une grande hématémèse.

15 jours après S. E. vive à 1500.

N'est pas atténuée par une cuillerée à café d'une solution contenant 0,01 centigr. de cocaïne.

Le lendemain S. E. 700.

S. E. 1000 gr., 3 minutes après 10 grammes de bismuth.

Observation XXXVII

Mme L..., 26 ans, infirmière.

La malade a depuis quelques mois des douleurs vives survenant après le repas. Sensation très vive de brûlure épigastrique avec point douloureux rachidien.

Vomissements alimentaires répétés.

Mélæna.

On met la malade au lait et au bismuth. Elle cesse de souffrir, mais elle reprend au bout de cinq semaines l'alimentation commune et recommence à souffrir.

Ni la cocaïne ni la potion de Rivière ne modifient la S. E.

La malade avait du clapotage 4 heures après avoir pris un demi-litre de lait.

Deux explorations au bismuth.

Première.

S. E. à jeun, 2500

5 minutes après une prise de bismuth, *la malade étant restée dans le décubitus dorsal*, 2500.

Après trois *minutes de décubitus latéral droit*, S. E., 4000.

On *met la malade 3 minutes dans le décubitus latéral gauche* S. E., 3000.

On la *remet dans le décubitus latéral droit pendant 3 minutes*, S. E., 3700.

Je répète que la mensuration est toujours faite dans le décubitus dorsal.

Deuxième exploration un mois après.

S. E. à jeun, 2700.

5 minutes après une prise de bismuth et décubitus latéral droit, 3400.

Après dix minutes de plus dans le décubitus latéral droit, 3600.

On la remet cinq nouvelles minutes, 4000.

La malade (Mme L..., obs. X) a fait dans l'espace de 1 an, 4 cures de bismuth de trois semaines chacune.

Chaque fois les douleurs disparaissaient rapidement. Après la dernière cure les douleurs ont disparu.

Nota. — La malade vient d'être revue. Elle mange la nourriture ordinaire depuis 2 mois et ne souffre plus.

Cette observation montre nettement l'influence de la position donnée au malade, sur l'anesthésie produite par le bismuth. La suivante est également très nette à cet égard.

Observation XXXVIII

M. T..., 46 ans.

Excès éthyliques anciens.

Souffre depuis un an environ. Il avait des douleurs tardives ; il y a 4 mois, il eut à 8 jours d'intervalle 2 hématémèses considérables. Il fut obligé de garder le lit 8 jours après la seconde. Les hématémèses furent suivies d'une rémission dans les douleurs qui reprirent très vives deux mois plus tard.

Pas de vomissements.

Amaigrissement.

Pas de stase à jeun.

S. E., 1700.

N'est modifiée par le bismuth ni dans le décubitus dorsal ni dans le décubitus latéral droit ou gauche ; après 5 minutes de décubitus ventral :

S. E., 2300.

Dans ces onze cas, l'altération de la muqueuse gastrique, qu'il s'agisse d'un ulcère simple ou d'un néoplasme, ne peut être mise en doute et toujours la diminution de S. E. s'est produite sous l'influence du bismuth.

J'insiste sur l'importance capitale de la position donnée au malade. Il y a une connexion étroite entre le dépôt d'une couche de bismuth au point lésé et la production de l'anesthésie. Quand l'anesthésie se produisait dans le décubitus latéral droit, la lésion siégeait soit au niveau du pylore soit sur la petite courbure (Obs. XXVIII, XXIX, XXXI. XXXII). Le malade de l'observation XXXV est soulagé par le bismuth dans le décubitus dorsal et chez lui on sent une tumeur soulevée par les battements aortiques.

L'observation XXXVII est très démonstrative au point de vue qui nous occupe. Un simple changement dans la position donnée à la malade modifie l'action du bismuth. Nous pensons toutefois que ces variations ne sont possibles que peu de temps après la prise du bismuth. Les expériences de Matthes ont montré qu'il se mélange intimement au mucus de façon à former une sorte d'enduit protecteur qui doit être assez adhérent.

Cette influence de la position sur l'anesthésie produite par le bismuth, nous paraît une confirmation nette de l'opinion de Fleiner. Le bismuth agit soit en préservant la surface ulcérée des excitations, en l'isolant, ce qui nous paraît probable, soit comme un véritable analgésique. Il agit quand la muqueuse gastrique est ulcérée en *se déposant au niveau de l'ulcération.*

Examinons maintenant les cinq autres malades chez lesquels le bismuth diminua la sensibilité épigastrique.

OBSERVATION XXXIX.

M. J..., menuisier, 40 ans.

Aucun stigmate d'éthylisme.

Nervosisme peu marqué.

Depuis 10 ans souffre de l'estomac par intermittence, avec des intervalles de 15 jours, d'un mois. Les douleurs surviennent vers 5 heures du soir.

Il y a 4 ans les douleurs deviennent plus fortes et le malade eut 2 grandes hématémèses. Il fit un séjour d'un mois à l'hôpital Andral, et avait en ce moment des douleurs extrêmement vives. On le mit au lait et au bismuth.

A la suite de cette cure il fut 2 ans et demi sans souffrir. Depuis 6 mois les douleurs ont reparu. Ce sont toujours des douleurs tardives. Le malade rend à ce moment une ou deux gorgées de liquide acide et le vomissement le soulage.

Amaigrissement de 8 kilogs.

Examen à jeun.

S. E., 4000.

5 minutes après avoir pris 10 grammes de bismuth :

S. E., 4500.

Le malade était resté dans le décubitus dorsal.

On le met dans le décubitus latéral droit 5 minutes après :

S. E., 4900.

Observation XL.

C..., coupeur en chaussures, 33 ans.

Pas d'éthylisme avoué (mais crampes et cauchemars).

Souffre depuis 2 mois seulement. Depuis ce temps il a des douleurs tardives violentes (douleurs et crampes) apparaissant vers 3 ou 4 heures et durant jusqu'au repas du soir.

Il s'améliore d'abord par le régime (lait et œufs). Mais le malade ayant bu un jour du vin, les douleurs reviennent très vives.

S. E., 2400.

5 minutes après bismuth : 3400.

On lui fait une cure de bismuth et les douleurs spontanées disparaissent.

Le malade est vu un matin 4 heures 1/2 après avoir pris 10 grammes de bismuth. Une nouvelle prise de bismuth ne modifie pas la S. E. qui était de 4000.

Observation XLI

M. R..., cultivateur, 54 ans.

Le malade souffre depuis 7 ans. Les douleurs surviennent

2 ou 3 heures après le repas. Elles sont vives et sont calmées par l'ingestion d'aliments. Pour se soulager le malade essaie de se faire vomir et a des régurgitations acides.

Chimisme :

A., 385.

C., 67.

H., 343.

F., 124.

Amaigrissement marqué.

On mit le malade au lait et au mélange de bicarbonate de soude et de magnésie. Il est obligé d'en prendre 25 grammes par jour pour calmer ses douleurs.

Un mois après le malade souffre encore. Il s'est fait vomir plusieurs fois depuis son dernier examen.

S. E. 3500.

Après bismuth et décubitus latéral droit, 4100.

Après décubitus dorsal, 4500 à 5000.

10 jours après, le malade va mieux. Il n'a pris que du lait et ne souffre presque plus.

S. E. 4200.

5 minutes après bismuth et décubitus dorsal, 4900.

Le malade a été soulagé par une cure de bismuth, mais on a été obligé de l'interrompre à cause de la constipation.

OBSERVATION XLII

Mme S..., 44 ans.

Très nerveuse, crises hystériques.

Ethylisme probable, mais inavoué.

Souffre de l'estomac. Les douleurs débutent aussitôt après le repas et durent pendant toute la période digestive. Elle souffre la nuit autant que le jour, les douleurs reviennent chaque jour.

Elle a été traitée à Lariboisière où on calmait ses douleurs

à l'aide de piqûres de morphine. Elle a été soignée en médecine puis en chirurgie.

S. E. à jeun, 2200.

Après 10 grammes de bismuth la sensibilité E. ne diminue
pas après 5 minutes de décubitus dorsal.

Après 5 minutes de décubitus latéral droit :

S. E. 3500

Régime, lait, bismuth.

La malade n'a pas été revue.

Dans ces quatre cas on peut considérer comme très
probable l'existence d'un ulcus. Tous ont des douleurs
violentes.

Le malade de l'observation XXXIX a eu deux ans auparavant deux grandes hématémèses, à la suite desquelles
il est entré à l'hôpital.

Dans l'observation XLI on note une hyperchlorhydrie considérable. Toutefois, et c'est là l'écueil commun à
toutes les observations cliniques, il est impossible de
connaître exactement l'état anatomique de la muqueuse.
Nous croyons cependant qu'une comparaison attentive
des cas où le bismuth agit et de ceux où son action reste
nulle, permet d'admettre que la diminution de la sensibilité épigastrique sous l'influence du bismuth est une
présomption considérable en faveur d'une altération anatomique grave, ulcération ou néoplasme.

Examinons maintenant les malades qui ne réagissent
pas au bismuth.

Ces observations sont assez nombreuses. Plusieurs ont
été déjà citées au cours de ce travail. Elles présentent du

reste entre elles des analogies qui permettent de les grouper.

Un premier groupe de 6 malades est formé par des neurasthéniques, qui présentent des phénomènes de dyspepsie sensitivo-motrice (pesanteur, ballonnement après le repas), sans douleur véritable.

Chez deux de ces malades le repas d'épreuve a permis de constater que le chimisme était très voisin de la moyenne. Les troubles digestifs ont apparu à la suite de surmenage ou d'ennuis. Tous ces malades sont des amaigris. La suralimentation produit de bons résultats chez eux, et elle est toujours bien supportée. L'action du bismuth est nulle chez ces malades. Nous citons deux de ces observations pour bien montrer le type clinique. Toutes sont calquées sur ce modèle.

Observation XLIII

M. F..., 37 ans, jardinier.

Ethylisme peu marqué. 2 litres de vin. Ni pituite, ni cauchemars. Crises hystériques nettes avec pertes de connaissance. Zônes hystérogènes, épigastrique et iliaque.

Souffre de l'estomac depuis un an et demi. La douleur dure toute la journée. Elle n'est pas forte et le malade n'en peut préciser le siège. Après le repas elle est remplacée par des sensations plus précises, somnolence, pesanteur, bâillements nombreux.

Pas de vomissement. Cet état dure une heure environ.

S. E. 1200.

N'est pas modifiée par le bismuth.

Observation XLIV

Mme Au... Couturière, 25 ans.

Pas d'éthylisme. Nervosisme.

Après le repas baillements, pesanteur, inaptitude au travail et rougeur de la face durant 3 à 4 heures.

Pas de douleurs vraies.

Elle modère son appétit par crainte de ces malaises.

La malade a maigri de 10 kilogs.

Examen.

Battements artériels au creux épigastrique.

 S. E. à jeun, 1500.

Non modifiée par le bismuth même après 10 minutes.

Dans 3 cas de vomissements hystériques la sensibilité épigastrique n'a pas été modifiée par le bismuth.

Il en était de même chez deux malades dont les troubles gastriques étaient attribuables à des causes psychiques. Voici l'observation d'un de ces malades.

Observation XLV

M. L., employé de bureau, 41 ans, 9 mai 1901.

Le malade est venu de la Côte-d'Or pour consulter.

Fièvre typhoïde à 10 ans.

Il a toujours souffert de l'estomac. Sa mère lui a dit qu'il était venu au monde avec une violente inflammation d'intestin. Elle l'a toujours soigné: laxatifs, cataplasmes pendant son adolescence. Il avait du reste des selles parfaitement régulières sans peaux ni membranes.

En 95, à la suite d'une grippe, il a commencé à souffrir de l'estomac. Il s'est fait un régime dont il ne s'écarte pas et il n'a que peu de douleurs. Il a surtout des éructations qui sont nettement des éructations névropathiques.

Le malade dort mal, mais n'a pas de fatigue au réveil.

C'est un inquiet.

Examen : Douleur légère à la pression du cœcum.

Pas de rein mobile.

Foie de 9 cm.

S. E. 3000.

S. après Bismuth : 3000.

Trait. Rég. n° 2. On cherche à le rassurer.

Nous n'avons observé à l'aide du bismuth qu'un seul cas d'hyperchlorhydrie simple. Souvent en effet les hyperchlorhydriques n'ont pas de S. E. le matin à jeun en dehors des douleurs spontanées, s'ils ne sont éthyliques ou suspects d'ulcère.

Voici cette observation.

Observation XLVI

M. L..., employé, 54 ans.

A toujours été bien portant.

Il y a deux ans le malade a commencé à souffrir de l'estomac. Il portait depuis quelques mois un râtelier mal fait, qui le gênait beaucoup pour la mastication.

Les douleurs peu vives du reste consistaient en faim douloureuse calmée par les aliments. Le repas était suivi par une sensation de bien-être pendant 2 heures environ.

Son alimentation n'a pas varié, mais il a maigri de vingt-neuf livres.

Chimisme: A. 328

T. 458

H. 203

C. 131

F. 124

Examen à jeun.
S. E. 3500.
N'est modifiée par le bismuth dans aucune position.

En examinant l'ensemble de ces observations, une conclusion paraît s'imposer, la diminution de la sensibilité épigastrique est nette dans l'ulcus et dans le néoplasme. Lorsqu'on la constate nettement, on est en droit de présumer l'existence de l'une ou l'autre de ces lésions. Si le bismuth n'agit que dans une position déterminée et toujours la même, l'existence d'une ulcération simple ou néoplasique, dans la région correspondante de l'estomac, est extrêmement probable. Il y a là un moyen d'exploration qui peut aider à différencier l'ulcère de la dyspepsie simple.

Examinons maintenant le rôle thérapeutique du bismuth, comme analgésique. M. Mathieu dans son traité des maladies de l'estomac recommande le sous-nitrate de bismuth, dans l'ulcère simple. Ce traitement, dit-il, donne d'excellents résultats. Nous l'employons surtout lorsqu'il y a des douleurs vives, une intolérance marquée de l'estomac, des vomissements répétés et aussi après une hématémèse.

Dans l'hyperchlorhydrie, le sous-nitrate de bismuth, à dose élevée, est indiqué, lorsqu'il y a hypersécrétion continue. Le sous-nitrate de bismuth est alors un bon calmant de la douleur. On sait la fréquence de l'ulcus dans le syndrome de Reichmann. Ainsi s'explique, sans doute, l'action du bismuth dans cette forme spéciale d'hyperchlorhydrie. L'observation suivante est instructive à cet égard.

OBSERVATION XLVII

M. C..., 53 ans.

Souffre depuis 5 ans d'abord par crises espacées puis les douleurs deviennent quotidiennes. Elles ont le type des dou-leurs hyperchlorhydriques, surviennent vers 4 heures du soir et sont calmées par l'ingestion d'aliments.

Le chimisme montre une hyperchlorhydrie assez marquée. Le malade est mis *à une cure de bismuth et n'en obtient aucun bénéfice.* Au bout de quelques mois de traitement (lait et bel-ladone), le malade ne souffre plus et supporte le régime n° 2. Un an plus tard, janvier 1902, reprise de douleurs vives. Le malade a *2 hématémèses suivies de mélœna. Son médecin le met à une cure de bismuth qui calme très bien ses douleurs.*

Cette différence d'action du bismuth à un an d'inter-valle, chez un même malade, paraît assez significative. Il existait sans doute au début de l'hyperchlorydrie sur laquelle le médicament restait sans action. Plus tard la muqueuse gastrique s'ulcère, comme permettent de le supposer deux hématémèses. A ce moment le bismuth agit comme un excellent calmant de douleurs.

Voici deux autres observations de stase gastrique ali-mentaire s'accompagnant de douleurs vives. Le diagnos-tic d'ulcus pylorique paraît s'imposer. Ces deux malades sont calmés par le bismuth.

OBSERVATION XLVIII

M. G..., plombier, 39 ans.

Début des douleurs dans l'enfance, crampes, régurgitations acides survenant de temps à autre.

Souffre continuellement depuis 9 ans.

Actuellement : vomissements abondants le matin à jeun contenant une notable quantité d'aliments. Ces vomissement s'accompagnent de douleurs vives.

L'appétit est conservé. Mais le malade a des renvois et du ballonnement, après le repas et vers 4 heures des douleurs vives (brûlures, aigreurs). La nuit des douleurs le réveillent vers 2 heures du matin.

L'hyperchlorhydrie est nette (C. 117 et H. 153) 1 heure après le repas d'Ewald.

Il existe des mouvements péristaltiques visibles.

Le malade qui n'a pas été soulagé par la belladone est très bien calmé par le bismuth.

OBSERVATION XLIX

M. L..., employé de chemin de fer, 44 ans.

Le malade a fait des excès éthyliques, mais a renoncé à l'alcool depuis 12 ans, à cause de douleurs gastriques.

Il souffre depuis deux ans, mais bien davantage depuis dixhuit mois, ses troubles consistent en faim douloureuse. Le repas le calme, mais vers trois ou quatre heures, douleurs très violentes en forme de crampes. Il se fait souvent vomir pour calmer ses douleurs.

Pas de vomissement spontané.

Le malade a de la stase gastrique.

On voit des mouvements péristaltiques. Les contractions gastriques sont douloureuses. Dans l'intervalle des contractions la S. E. mesurée à l'esthésiomètre est nulle à 5.000 gr. La douleur commence un peu après le début de la contraction stomacale et cède avec elle. La S. E., pendant ces contractions, monte à 2.500 gr.

Le malade a été amélioré par une cure de bismuth.

Dans les observations d'ulcus citées plus haut (obs. XXVIII, XXXVII, XXXVIII, XXXIX, XL), l'action thérapeutique du bismuth est des plus nettes.

La malade de l'observation XXXVII a fait en un an trois cures de bismuth de trois semaines chacune, et chaque fois les douleurs ont disparu. Au bout de dix-huit mois, la malade n'avait plus aucune sensibilité gastrique, avait engraissé et mangeait de tout sans souffrir. Chez le malade suivant, actuellement en traitement, l'action analgésiante du bismuth est également très nette.

OBSERVATION L

M. B..., sous-officier en retraite.

Ethylisme ancien.

Troubles dyspeptiques (douleurs tardives) depuis 19 ans.

Depuis quatre ans, le malade a des douleurs très violentes et ne prend que du lait et des œufs. Malgré cela, les douleurs sont parfois assez vives pour l'obliger à se faire un lavage de l'estomac.

Il a eu, il y a quatre ans, une petite hémorrhagie en faisant un lavage et le lendemain il eut du mélæna.

Le malade est amaigri.

Examen. — L'estomac clapote quatre heures et demie après un repas de lait.

Pas de stase à jeun.

S. E. faible à 4500 à jeun.

Le malade est mis au bismuth, 10 grammes matin et soir. Le bismuth calme ses douleurs et il n'a pas besoin de faire de lavages. Les douleurs n'avaient pas cédé au régime lacté absolu. Au bout de treize jours, le malade arrive à dormir sept heures de suite, ce qui ne lui était pas arrivé depuis des années.

On cesse le bismuth, l'amélioration se continue pendant cinq jours.

Au bout de ce temps les douleurs reprennent, mais moins fortement qu'avant. Le malade est resté au régime lacté.

On le remet au bismuth.

La cure de bismuth doit être prolongée longtemps. Nous faisons d'ordinaire interrompre le traitement au bout de trois semaines, si les douleurs réapparaissent on reprend la cure. Peut-être serait-il bon d'en revenir au procédé de Trousseau qui faisait faire à ses malades des cures de bismuth de dix jours chacune. Il les espaçait de cinq jours au début, puis d'un mois ou deux, mais il ne cessait ce traitement qu'au bout de deux ans au moins. « C'est, dit-il, avec cette méthode patiente que l'on guérit l'ulcère simple et que l'on en prévient le retour. »

Nous pouvons mettre en opposition avec ces faits l'observation suivante :

OBSERVATION LI

Mme B..., commerçante, 42 ans.

Cette malade névropathe (crises de nerfs, crises de larmes) vient consulter apportant une auto-observation détaillée.

Elle souffre de l'estomac depuis cinq ans. Il y a quatre ans à la suite d'hématémèses (?) elle fut mise par le docteur Lancereaux au régime lacté absolu. Elle avait à ce moment des douleurs vives et des vomissements alimentaires.

Depuis cette époque elle n'a plus eu d'hématémèse et depuis 18 mois les vomissements ont cessé. Mais elle se plaint d'une douleur continuelle, c'est une sensation continue, de plaie à vif, de brûlure, qui n'est cependant pas extrêmement intense. Elle sent cette douleur s'étendre de jour en jour. La malade mange à peine. Elle ne prend qu'un peu de lait et quelques œufs.

Elle a beaucoup maigri, dort mal, a des vertiges, une sensation de fatigue continuelle. Ses douleurs augmentent très nettement par la fatigue et diminuent par le repos.

Très névropathe. Hypoesthésie cutanée au niveau du creux épigastrique.

Chimisme très voisin de la moyenne (H + C 230).

Une cure de bismuth ne produit aucune amélioration.

Voici donc une malade chez laquelle le diagnostic ulcus a été posé à la suite de plusieurs hématémèses. Mais la malade s'est depuis alimentée d'une façon insuffisante.

Les vomissements ont cessé. Elle n'a pas eu d'hématémèse depuis 4 ans. On peut, semble-t-il, considérer l'ulcus comme guéri. Mais elle souffre en névropathe amaigrie et le bismuth n'a aucune action sur ses douleurs.

Cependant l'existence d'une ulcération gastrique n'est peut-être pas nécessaire pour que l'effet thérapeutique du bismuth se produise. Nous l'avons constaté dans des cas où des causes d'irritation gastrique longtemps prolongée avaient altéré la muqueuse et spécialement dans la gastrite éthylique. Chez les dyspeptiques éthyliques l'action du bismuth est très inconstante, il nous a même paru être le plus souvent inactif.

Existe-t-il, quand son action se manifeste, ces ulcérations de la muqueuse qu'on sait fréquentes chez les éthyliques ? Il est impossible de répondre à cette question. Nous pensons toutefois qu'il est prudent de se conduire alors, comme si l'ulcération existait et de prolonger le régime lacté.

OBSERVATION LII

M. R..., 42 ans, expéditionnaire.

Ethylisme très marqué. Depuis 20 ans boit de l'absinthe. Pendant 10 ans il a bu 3 absinthes par jour.

Depuis un an a supprimé l'absinthe. Un demi litre de vin par jour. Souffre de l'estomac depuis 2 ans. Souffre après le repas et surtout 3 ou 4 heures après.

Ne souffre pas la nuit, sauf quand il travaille la nuit.

Examen. Pas de sensibilité de la face antérieure.

A jeun, pas de S. E.

Pas de clapotage.

Régime lacté. Cure de bismuth.

Le malade s'améliore. Au bout de six semaines il sort de l'hôpital.

Il est revu 18 mois après. A sa sortie de l'hôpital, il a recommencé à manger et à souffrir. Mais il *pouvait, en prenant du bismuth matin et soir, manger et même boire du vin sans souffrir. Il souffrait dès qu'il cessait le bismuth.*

On le remet au lait et au régime lacté.

L'action thérapeutique du bismuth contre les douleurs du cancer est certainement moins nette que dans l'ulcère. Cependant la diminution de la sensibilité épigastrique pendant l'exploration au bismuth nous a engagé à l'essayer. Les résultats ont été inconstants. Cependant, le malade de *l'observation XXXI*, chez lequel une laparotomie a permis d'atteindre un néoplasme inopérable, a été deux fois nettement calmé par l'emploi du bismuth.

Les douleurs, très violentes auparavant, disparaissaient pendant le temps de la cure. Il existait, il est vrai, chez ce malade une forte hyperchlorhydrie. Les autres néoplasiques n'ont été qu'imparfaitement calmés par le bismuth. Nos observations sont trop peu nombreuses pour nous permettre de conclure. Nous croyons qu'il y aurait intérêt à l'essayer dans les cas où existent de vives douleurs.

L'emploi du bismuth ne présente pas, en effet, d'inconvénients graves. A condition d'être parfaitement pur et surtout exempt de toute trace d'arsenic, le sous-nitrate de bismuth peut être pris à doses élevées d'une façon continue pendant longtemps. A ces doses élevées, il provoque beaucoup moins la constipation qu'on ne pourrait le croire *a priori*. Il arrive même, beaucoup plus souvent qu'on ne serait tenté de le croire, que la constipation cède par l'emploi du bismuth. Il est probable qu'elle était alors liée aux douleurs gastriques, et, celles-ci disparaissant, la constipation disparaît avec elles.

Le plus souvent la cure de bismuth n'a aucune influence sur les fonctions de l'intestin. Les cas où elle les favorise m'ont paru aussi fréquents que ceux où elle y met obstacle.

CONCLUSIONS

Les recherches exposées au cours de ce travail nous amènent aux conclusions suivantes :

1° La sensibilité de l'estomac à l'état normal est très faible. La sensibilité au contact n'existe pas. La sensibilité au froid et à la distension est au contraire très nette.

2° A l'état pathologique, les troubles de sensibilité de la région gastrique sont extrêmement fréquents. Leur étude peut rendre de grands services au point de vue clinique.

3° La sensibilité cutanée au niveau de l'épigastre présente des troubles variés.

On constate des hyperesthésies et des hypoesthésies cutanées en plaques qui sont sous la dépendance de l'hystérie. Il *n'existe aucun rapport constant entre les troubles de la sensibilité cutanée et la forme que revêtent les troubles nerveux.* Toutefois, l'hyperesthésie cutanée semble plus commune dans les vomissements nerveux et l'hypoesthésie dans l'anorexie hystérique. Les exceptions à cette règle sont d'ailleurs très fréquentes.

4° La palpation profonde de la région gastrique réveille souvent une sensibilité assez vive, nettement localisée à cette région de l'abdomen.

Cette douleur à la pression profonde a reçu de M. le docteur Mathieü le nom de *douleur de la face antérieure.* L'*existence de cette douleur*, en dehors de l'ulcère, du néoplasme et de la périgastrite, *impose le diagnostic de gastrite éthylique ou d'hystérie,* Nous ne l'avons jamais rencontrée dans les autres gastrites chroniques.

5° Il existe, vers le milieu de la ligne xipho-ombilicale, un point douloureux profond. Le maximum de la douleur est le plus souvent localisé en ce point qui a reçu de Cruveilhier le nom de *point épigastrique.*

Le point épigastrique correspond, comme l'ont montré les recherches de M. J.-Ch. Roux, au plexus solaire et spécialement aux fibres qui entourent le tronc cœliaque et se rendent à l'estomac.

6° L'hyperesthésie du point épigastrique peut être mesurée à l'aide de l'esthésiomètre gastrique.

Nous donnons à cette hyperesthésie le nom de *sensibilité épigastrique.* (SE)

A l'*état normal la sensibilité épigastrique est nulle à une pression de 5 kilogrammes.*

Quand *il existe des douleurs gastriques spontanées au*

moment de l'examen la sensibilité épigastrique est tou-jours augmentée. Cette règle ne comporte qu'une exception : certains tabétiques ayant des crises gastriques très anciennes n'ont pas de sensibilité épigastrique au moment des douleurs spontanées.

La sensibilité épigastrique existe souvent en dehors des douleurs spontanées dans les dyspepsies.

Elle peut même exister alors qu'il n'existe aucun trouble gastrique subjectif et révéler ainsi une dyspepsie latente.

La douleur épigastrique provoquée revêt différents caractères. Tantôt c'est une douleur vive, croissant avec la pression et devenant rapidement intolérable, tantôt au contraire c'est une douleur sourde, une sorte d'oppression douloureuse. Cette douleur augmente lentement avec la pression et celle-ci peut être poussée très loin sans devenir intolérable. Nous donnons à cette forme de douleurs le nom de *sensibilité névropathique,* car elle nous paraît caractériser l'hyperesthésie d'origine névrosique.

La douleur épigastrique provoquée est absolument comparable à la douleur spontanée. Leur intensité diffère seule. Très souvent elles ont les mêmes irradiations.

7° *Les causes qui augmentent la sensibilité épigastrique sont les causes mêmes des douleurs gastriques.* Nous proposons de les diviser en :

I. Causes périphériques. Nous comprenons sous cette dénomination les altérations de la muqueuse et les irritations par les ingesta et les troubles du chimisme, les spasmes de la tunique musculaire. Les altérations aiguës nous ont paru n'être pas toujours aussi douloureuses qu'on le dit généralement.

II. Causes centrales, c'est-à-dire les troubles nerveux dus à des névroses ou à des lésions organiques. Les chocs moraux rentrent dans ce groupe.

III. Causes de douleurs réflexes produisant les dyspepsies dites secondaires : nous citerons les dyspepsies en relation avec des troubles utérins, intestinaux ou hépatiques et celles qui se rencontrent dans la chlorose, la tuberculose ou l'asystolie.

Le plus souvent la sensibilité épigastrique nous a paru être augmentée à la fois par l'irritation périphérique et centrale.

8° La mensuration de la sensibilité épigastrique peut fournir des indications précieuses pour le traitement des dyspepsies. Il nous semble que le régime doit être prolongé jusqu'après la disparition complète de la sensibilité épigastrique.

Il n'existe aucun rapport mathématique entre le chiffre de la sensibilité épigastrique et la gravité de la dyspepsie. Toutefois la diminution de la sensibilité épigastrique parallèle à l'augmentation de poids et à l'amélioration des phénomènes subjectifs nous a paru d'un pronostic heureux. Par contre le défaut de parallélisme entre la courbe de poids et la diminution de la sensibilité épigastrique est d'un fâcheux pronostic dans les dyspepsies nerveuses.

9° Les anesthésiques gastriques sauf le bismuth agissent d'une façon irrégulière sur la sensibilité épigastrique. La cocaïne, la potion de Rivière, le Cannabis Indica, tantôt diminuent la sensibilité épigastrique, et tantôt la laissent intacte. Il nous a paru impossible de fixer un rapport entre l'action de ces anesthésiques et la cause des dyspepsies. Ils ne peuvent donc être utilisés dans un examen gastrique. Toutefois ils sont souvent utiles en thérapeutique.

10° Le *bismuth à haute dose amène une diminution très rapide de la sensibilité épigastrique dans les dyspepsies symptomatiques d'un ulcus ou d'un néoplasme.* Cette diminution de la sensibilité épigastrique est très nette au bout de cinq minutes.

La position donnée au malade pour cet examen nous a paru d'une importance très grande. Il semble que le *bismuth n'agit qu'au contact même de la lésion.* On peut parfois en variant la position donnée au malade modifier nettement la sensibilité épigastrique.

Cette influence de la position sur l'analgésie produite par le bismuth nous paraît pouvoir être utilisée pour le diagnostic du siège de la lésion.

Nous n'avons, par contre, pu saisir aucune différence dans l'action du bismuth qu'il fût employé dans l'ulcère simple ou dans le néoplasme. Nous n'avons en vue ici que son action anesthésiante immédiate et non son action thérapeutique.

La sensibilité épigastrique ne diminue pas sous l'influence du bismuth dans les dyspepsies nerveuses. Dans la gastrite éthylique il est le plus souvent sans action sur la sensibilité épigastrique.

La diminution de la sensibilité épigastrique sous l'influence du bismuth rend compte de l'action de ce médicament dans le traitement de l'ulcère simple.

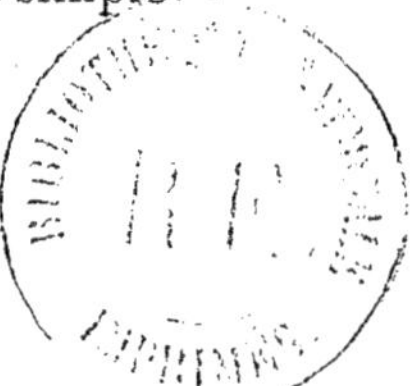

BIBLIOGRAPHIE

Hayem. — Leçons de thérapeutique, tome iv.

Bouveret. — Traité des maladies de l'estomac. 1893.

Brinton. — Traité des maladies de l'estomac. Traduction Riant.

Fleiner. — Lehrb. der Krankheiten der Verdauungsorgane. 1898.

Hayem et Lyon. — Article Estomac, Traité de Médecine et de thérapeutique de Brouardel et Gilbert.

Chomel. — Des dyspepsies, 1857.

Mathieu (Albert). — Article Estomac, Traité de médecine de Charcot et Bouchard. 2e édition, 1900.

Mathieu (Albert). — Traité des maladies de l'estomac et de l'intestin, 1901.

Robin (Albert). — Traité de thérapeutique. Paris.

Busch. — Beitrag zur Physiologie der Verdauungs organe. Virchow's archiv. Bd xiv, 1857.

Doyen. — Spasme du pylore. Médecine moderne, 29 mai 1897.

Hirsch. — Fonctions motrices de l'estomac chez le chien. Centralblatt für Klinische Medicin. 1892, n° 47.

Hirsch. — Influence des alcalins et des acides sur les fonctions motrices de l'estomac du chien. Centralblatt für Klinische Medicin, 1893, numéros 18 et 20.

Lasègue. — Etudes médicales. 1884, 2 vol.

Von Mering. — Innervation de l'estomac, Semaine médicale, 20 avril 1899.

Von Mering. — Contribution à l'étude des fonctions motrices de l'estomac, XVe Congrès de médecine interne.

Von Mering. — Ueber die Fonction des Magens. Verhandlung der XII Congresses für innere Medicin, 471.

Mickulicz. — Die chirurgische Behandlung der chronischen Magengeschwürs. Archiv. für Klinische Chirurgie, 1897.

Roux (J. Ch.) et Balthazard. — Etude du fonctionnement moteur de l'estomac à l'aide des rayons de Rœntgen. Archives de physiologie, janvier 1898.

Roux (J.-Ch.). — Recherches sur les viciations de la sensibilité gastrique. Revue de médecine, 1899.

Bourget, de Lausanne, et Roux. — La gastro-entérostomie. Collection Critzman, 1901.

Bichat. — Œuvres complètes.

Marbaix. — Le passage pylorique. — La cellule, t. xiv.

Von Mering. — Congrès de médecine de Wiesbaden, 1893.

Trousseau. — Cliniques, 3 vol. in-8°

Willis. — Op. omn. De morb. convuls. cap. VI, 1682.

Reil. — Ueber die Eigenschaften des Ganglionsystems und sein Verhæltnis zum Cerebralsystem. Reil's Archiv. f. d. physiol., 1807.

Stiller. — Die Nervösen Magen krankheiten. Stuttgart, 1884.

Fenger (de Copenhague). — Hospitalsmeddeliser, Anden Rackke.

Burkart. — Zur pathologie der Neurasthenia gastrica (Dyspepsia nervosa). Bonn, 1882.

Strubinz. — Ueber acutes Œdem, 1885.

Max Buch. — Wirbelweh, eine neue Form der gastralgie. 1889, St-Pétersbourg.

Odier. — Sur les effets du Magistère de Bismuth, employé à l'intérieur, comme antispasmodique, Journal de médecine, Chirurgie et Pharmacie, Paris, 1765.

IMPRIMERIE F. DEVERDUN, BUZANÇAIS (INDRE).